Glucose

et

Inflammation :

Le Duo Puissant qui Influence votre Bien-être

Docteur et nutritionniste Daniele André

"L'inflammation chronique est un ennemi silencieux qui se nourrit d'un excès de glucose dans notre organisme." - **Deepak Chopra**

"Le contrôle du glucose et la réduction de l'inflammation sont des piliers fondamentaux pour maintenir une santé optimale à long terme." - **Alessio Fasano**

"Comprendre le lien entre le glucose et l'inflammation est essentiel pour prévenir les maladies chroniques et promouvoir un vieillissement en bonne santé." - **Valter Longo**

Sommaire :

Introduction :

- **Présentation du livre et de son objectif** : explorer le lien entre le glucose et l'inflammation pour comprendre leur influence sur le bien-être.

Chapitre 1 : Les bases du glucose et de l'inflammation

- Explication des notions essentielles liées au glucose et à l'inflammation.

- Comprendre le rôle du glucose dans le métabolisme et son impact sur l'inflammation.

Chapitre 2 : L'inflammation : un mécanisme clé de l'organisme

- Définition de l'inflammation et son rôle dans la réponse immunitaire.

- Les différentes formes d'inflammation et leurs conséquences sur la santé.

Chapitre 3 : Le glucose : carburant et facteur inflammatoire

- Comment le glucose est utilisé comme source d'énergie dans le corps.

- L'influence du glucose sur l'inflammation et les processus métaboliques.

Chapitre 4 : L'inflammation chronique : conséquences et causes

- Les effets néfastes de l'inflammation chronique sur la santé.

- Les facteurs qui contribuent à l'inflammation chronique, y compris le rôle du glucose.

Chapitre 5 : Les liens entre alimentation, glucose et inflammation

- L'impact de l'alimentation sur le niveau de glucose et l'inflammation.

- Les choix alimentaires pour réduire l'inflammation et maintenir un équilibre glycémique sain.

Chapitre 6 : Stratégies pour maîtriser le duo glucose et inflammation

- Des conseils pratiques pour gérer le niveau de glucose dans le corps et réduire l'inflammation.

- L'importance de l'exercice physique, du sommeil et du stress dans la régulation du glucose et de l'inflammation.

Chapitre 7 : Les approches complémentaires pour un bien-être optimal

- Les thérapies alternatives et les compléments alimentaires qui peuvent soutenir la régulation du glucose et de l'inflammation.

- Des méthodes de relaxation et de gestion du stress pour favoriser un état d'équilibre.

Conclusion

Récapitulation des principaux points abordés dans le livre.

Mettre en avant l'importance de la compréhension du duo glucose et inflammation pour améliorer le bien-être global.

Notes finales

Ressources supplémentaires et références recommandées pour approfondir le sujet.

Introduction

- **Présentation du livre et de son objectif : explorer le lien entre le glucose et l'inflammation pour comprendre leur influence sur le bien-être.**

Avant toute chose, permettez-moi de me présenter. Je suis un écrivain expérimenté et un professionnel de santé, ayant consacré les 20 dernières années de ma carrière à l'exploration des liens entre la santé et le bien-être. Mon parcours a été façonné par ma passion pour la connaissance, l'écriture et l'envie profonde d'aider les autres à atteindre leur plein potentiel.

Tout a commencé il y a plusieurs décennies, lorsque j'ai été captivé par le pouvoir des mots et leur capacité à émouvoir, à informer et à transformer. J'ai rapidement compris que je pouvais utiliser mon talent pour l'écriture pour partager mes connaissances et inspirer les autres à prendre soin de leur santé et de leur bien-être.

Mon cheminement dans le domaine de la santé a commencé par des études approfondies dans le domaine médical, où j'ai acquis une solide compréhension de la physiologie humaine, des processus biochimiques et des interactions complexes qui régissent notre corps. Cependant, j'ai rapidement réalisé que la science seule ne suffisait pas à promouvoir une véritable transformation et à améliorer la qualité de vie des individus.

C'est ainsi que je me suis tourné vers le développement personnel et les approches holistiques de la santé. J'ai exploré différentes philosophies, traditions et pratiques, cherchant à comprendre comment le corps, l'esprit et l'âme sont interconnectés et influencent mutuellement notre bien-être.

J'ai étudié la médecine alternative, la psychologie, la nutrition, la méditation, le yoga et bien d'autres domaines, cherchant à rassembler les pièces du puzzle pour créer un tableau complet de la santé globale.

Au fil des années, j'ai eu le privilège d'aider de nombreuses personnes à transformer leur vie et à atteindre un niveau supérieur de bien-être. J'ai écrit des livres qui ont touché des milliers de lecteurs à travers le monde, partageant des connaissances, des histoires inspirantes et des outils pratiques pour les aider à s'épanouir dans tous les aspects de leur vie.

Mais plus que des mots sur une page, mon objectif ultime est de créer un impact positif et durable dans la vie des gens. Je crois en la puissance de l'histoire et de la connexion humaine. Je crois que chaque individu a le potentiel de réaliser de grandes choses et de vivre une vie épanouissante.

C'est pourquoi, à travers mes livres, je m'efforce de créer une expérience de lecture qui va au-delà de l'acquisition de connaissances. Je cherche à captiver, à inspirer et à inciter les lecteurs à se connecter à leur propre pouvoir intérieur, à embrasser leur propre chemin de guérison et à transformer leur vie de manière significative.

Que ce soit à travers des histoires poignantes, des conseils pratiques ou des réflexions profondes, je m'efforce de créer un lien avec mes lecteurs, de les accompagner dans leur voyage vers la santé et le bien-être, et de les encourager à embrasser leur plein potentiel.

C'est avec humilité et gratitude que je partage mon expertise et mon expérience avec vous, en espérant que mes écrits puissent vous inspirer, vous éclairer et vous accompagner sur votre propre chemin de croissance et d'épanouissement. Que chaque page que vous tournez dans mes livres vous rapproche un peu plus de la réalisation de vos rêves, de votre bien-être optimal et de votre plein potentiel. Je vous invite à plonger dans ces pages avec ouverture d'esprit et curiosité, en sachant que vous êtes le véritable héros de votre propre histoire. Que ce voyage littéraire soit le début d'une transformation profonde et durable dans votre vie.

Bienvenue dans ce livre qui explore le lien profond entre le glucose et l'inflammation, deux éléments clés de notre santé et de notre bien-être.

L'objectif de ce livre est de vous guider à travers le fascinant monde du glucose et de l'inflammation, en mettant en lumière leur interconnexion et leur influence sur votre bien-être général. Nous allons explorer en détail comment ces deux éléments travaillent en tandem, tant pour soutenir notre organisme que pour compromettre notre santé lorsqu'ils sont déséquilibrés.

Tout au long de ces pages, nous plongerons dans les bases fondamentales du glucose et de l'inflammation, en vous offrant une compréhension approfondie de leur rôle dans notre métabolisme et notre système immunitaire. Nous aborderons également les différentes formes d'inflammation, en mettant l'accent sur l'inflammation chronique et ses conséquences potentiellement néfastes.

Nous explorerons ensuite comment le glucose agit en tant que carburant pour notre corps, mais aussi en tant que facteur inflammatoire lorsque sa régulation est perturbée. Vous découvrirez comment des choix alimentaires judicieux peuvent influencer le niveau de glucose et l'inflammation, et comment des stratégies de gestion du stress, de l'exercice physique et du sommeil peuvent jouer un rôle crucial dans l'équilibre glycémique et la réduction de l'inflammation.

En comprenant les mécanismes sous-jacents et en explorant les différentes approches pour maîtriser le duo glucose et inflammation, vous serez en mesure de prendre des décisions éclairées pour promouvoir votre bien-être optimal. Nous aborderons également des approches complémentaires, telles que les thérapies alternatives et les compléments alimentaires, qui peuvent soutenir vos efforts dans cette quête.

Je tiens à souligner que ce livre repose sur des années de recherche scientifique et d'expérience pratique dans le domaine de la santé. Cependant, il est important de noter que les informations fournies ne doivent pas remplacer les conseils médicaux personnalisés. Consultez toujours un professionnel de santé qualifié pour des conseils spécifiques à votre situation.

Je vous invite à plonger dans ce voyage fascinant à la découverte du lien entre le glucose et l'inflammation, et à explorer les moyens de cultiver un équilibre optimal pour votre bien-être. Préparez-vous à découvrir des connaissances approfondies, des stratégies pratiques et des conseils pertinents qui vous aideront à transformer positivement votre vie.

Que cette exploration vous inspire et vous guide vers une meilleure compréhension du duo puissant que sont le glucose et l'inflammation, et leur influence sur votre bien-être.

Chapitre 1 : Les bases du glucose et de l'inflammation

Dans ce premier chapitre, nous allons plonger dans les fondements du glucose et de l'inflammation, en explorant les notions essentielles qui nous permettront de comprendre ces deux éléments clés de notre santé.

Tout d'abord, nous aborderons le glucose, qui est une source d'énergie essentielle pour notre corps. Nous explorerons en détail comment le glucose est produit, régulé et utilisé par notre organisme pour soutenir différentes fonctions biologiques. Vous découvrirez comment le glucose est métabolisé dans nos cellules pour produire de l'énergie, et comment il est régulé par des hormones telles que l'insuline.

Ensuite, nous nous tournerons vers l'inflammation, un mécanisme fondamental de notre système immunitaire. Nous examinerons les différentes étapes de l'inflammation, depuis son déclenchement jusqu'à sa résolution, en comprenant son rôle crucial dans la protection de notre organisme contre les infections et les blessures. Nous verrons également comment l'inflammation peut devenir chronique et contribuer à divers problèmes de santé.

Pour mieux comprendre le lien entre le glucose et l'inflammation, nous explorerons leur relation étroite. Vous apprendrez comment des niveaux élevés de glucose dans le sang peuvent déclencher une réponse inflammatoire excessive, et comment une inflammation chronique peut à son tour perturber la régulation du glucose dans le corps. Nous discuterons également des facteurs de risque qui peuvent favoriser cette dysrégulation et l'installation d'un cercle vicieux entre le glucose et l'inflammation.

Pour mieux comprendre le lien entre le glucose et l'inflammation, nous explorerons leur relation étroite. Vous apprendrez comment des niveaux élevés de glucose dans le sang peuvent déclencher une réponse inflammatoire excessive, et comment une inflammation chronique peut à son tour perturber la régulation du glucose dans le corps. Nous discuterons également des facteurs de risque qui peuvent favoriser cette dysrégulation et l'installation d'un cercle vicieux entre le glucose et l'inflammation.

Enfin, nous examinerons les conséquences de l'excès de glucose et de l'inflammation sur la santé, en mettant en évidence les liens avec des problèmes tels que le diabète, les maladies cardiovasculaires, les troubles métaboliques et les maladies auto-immunes. Nous soulignerons l'importance de comprendre ces mécanismes pour prendre des mesures préventives et réduire les risques associés.

Ce premier chapitre jettera les bases nécessaires pour explorer en profondeur le lien entre le glucose et l'inflammation. En comprenant les notions essentielles liées à ces deux éléments, vous serez prêt à plonger dans les chapitres suivants, où nous explorerons davantage leur influence sur notre bien-être et les stratégies pour les gérer de manière optimale.

Préparez-vous à approfondir votre compréhension des mécanismes du glucose et de l'inflammation, et à découvrir comment leur équilibre peut avoir un impact significatif sur votre santé et votre qualité de vie.

- **Explication des notions essentielles liées au glucose et à l'inflammation.**

Le glucose provient de la dégradation des glucides que nous consommons dans notre alimentation. Lorsque nous ingérons des aliments riches en glucides, tels que les céréales, les fruits ou les légumes, notre système digestif les décompose en molécules de glucose, qui sont ensuite absorbées par notre sang.

Une fois dans la circulation sanguine, le glucose est transporté vers nos cellules, où il est utilisé comme carburant pour produire de l'énergie. Les cellules peuvent utiliser le glucose immédiatement ou le stocker sous forme de glycogène pour une utilisation ultérieure. C'est grâce à cette disponibilité constante de glucose que notre corps peut fonctionner de manière optimale.

Cependant, la régulation du glucose est également essentielle pour maintenir un équilibre glycémique sain. L'insuline, une hormone produite par le pancréas, joue un rôle clé dans cette régulation. Lorsque notre taux de glucose sanguin augmente, l'insuline est libérée pour permettre l'entrée du glucose dans les cellules, où il peut être utilisé pour produire de l'énergie. L'insuline aide également à la conversion du glucose en glycogène, qui est stocké principalement dans le foie et les muscles.

Cependant, des déséquilibres dans la régulation du glucose peuvent entraîner des problèmes de santé. Par exemple, une production insuffisante d'insuline ou une résistance à l'insuline peut entraîner une augmentation chronique du taux de glucose dans le sang, ce qui est associé au développement du diabète de type 2.

En outre, des niveaux élevés de glucose dans le sang peuvent également conduire à des réactions chimiques indésirables, notamment la glycation et la production excessive de radicaux libres, qui peuvent endommager les tissus et contribuer à l'inflammation.

C'est pourquoi il est essentiel de comprendre le rôle du glucose dans notre métabolisme et de veiller à maintenir un équilibre glycémique sain. Dans les chapitres suivants, nous explorerons en détail les liens entre le glucose, l'inflammation et leur impact sur notre bien-être. Nous aborderons également les stratégies pratiques pour gérer le niveau de glucose dans notre corps et réduire l'inflammation, en mettant l'accent sur des choix alimentaires équilibrés, l'exercice physique, le sommeil, la gestion du stress et les approches complémentaires. En suivant ces conseils, vous pourrez influencer positivement votre santé et votre bien-être global.

L'inflammation est une réponse naturelle de notre corps face à une agression, telle qu'une infection, une blessure ou une réaction allergique. Elle joue un rôle crucial dans la protection de notre organisme en éliminant les agents pathogènes, en réparant les tissus endommagés et en initiant le processus de guérison.

Lorsque l'inflammation est aiguë, c'est-à-dire qu'elle se produit de manière temporaire et localisée, elle est bénéfique et essentielle pour la santé. Elle se manifeste par des symptômes tels que rougeur, chaleur, gonflement et douleur. C'est le signe que notre système immunitaire est activé et qu'il travaille pour combattre l'agresseur et restaurer l'intégrité des tissus.

Cependant, l'inflammation peut devenir chronique lorsque notre système immunitaire est constamment stimulé, même en l'absence d'agression réelle. Cela peut être dû à plusieurs facteurs, tels que des infections persistantes, des réactions auto-immunes, un stress chronique, une alimentation déséquilibrée, un mode de vie sédentaire, ou encore des toxines environnementales.

L'inflammation chronique est associée à un large éventail de problèmes de santé, tels que les maladies cardiovasculaires, le diabète de type 2, l'obésité, les maladies auto-immunes, les troubles neurologiques, et même certains types de cancer. Elle peut également contribuer au vieillissement prématuré et à la détérioration de la santé globale.

Comprendre les différentes formes d'inflammation et leurs conséquences sur la santé est donc essentiel pour prendre des décisions éclairées en matière de prévention et de gestion. Dans les chapitres suivants, nous explorerons en détail les facteurs qui contribuent à l'inflammation chronique, y compris le rôle du glucose. Nous examinerons également les choix alimentaires, les habitudes de vie et les thérapies complémentaires qui peuvent aider à réduire l'inflammation et à maintenir un équilibre sain.

En comprenant le lien étroit entre le glucose et l'inflammation, nous pourrons adopter une approche holistique pour soutenir notre bien-être global. Nous découvrirons comment une alimentation équilibrée, l'exercice physique régulier, un bon sommeil et des techniques de gestion du stress peuvent contribuer à réduire l'inflammation et à maintenir un équilibre glycémique sain. Nous explorerons également les approches complémentaires, telles que les thérapies alternatives et les compléments alimentaires, qui peuvent soutenir la régulation du glucose et de l'inflammation.

En suivant ces recommandations et en intégrant ces pratiques bénéfiques dans notre vie quotidienne, nous pouvons influencer positivement notre santé et notre bien-être. Le duo glucose et inflammation joue un rôle central dans notre équilibre et notre vitalité. Il est essentiel de comprendre leur interaction et de prendre des mesures proactives pour maintenir un équilibre glycémique sain.

Pour mieux comprendre le lien entre le glucose et l'inflammation, il est crucial d'explorer leur relation étroite et complexe. Tout d'abord, nous examinerons comment des niveaux élevés de glucose dans le sang, souvent associés à des habitudes alimentaires déséquilibrées et à un mode de vie sédentaire, peuvent déclencher une réponse inflammatoire excessive dans l'organisme.

Lorsque nous consommons des aliments riches en glucides, notre corps les décompose en glucose, qui est ensuite absorbé dans la circulation sanguine. L'insuline, une hormone produite par le pancréas, est responsable de réguler la quantité de glucose présente dans le sang en permettant son entrée dans les cellules pour être utilisé comme source d'énergie. Cependant, en cas de résistance à l'insuline, les cellules deviennent moins sensibles à l'action de cette hormone, ce qui entraîne une accumulation de glucose dans le sang.

Cet excès de glucose dans le sang peut déclencher une cascade de réactions inflammatoires. Les cellules immunitaires, telles que les macrophages, détectent ce surplus de glucose et libèrent des médiateurs inflammatoires, tels que les cytokines, pour tenter de rétablir l'équilibre. Cependant, lorsque l'excès de glucose persiste, cette réponse inflammatoire peut devenir chronique, ce qui contribue à l'installation d'un environnement propice au développement de maladies.

D'autre part, une inflammation chronique peut également perturber la régulation du glucose dans le corps. Les cytokines inflammatoires peuvent interférer avec le fonctionnement de l'insuline et inhiber son action sur les cellules, entraînant ainsi une résistance accrue à cette hormone. Cette résistance à l'insuline aggrave la dysrégulation glycémique, favorisant ainsi la persistance de niveaux élevés de glucose dans le sang.

Il est important de noter que d'autres facteurs de risque peuvent également favoriser cette dysrégulation et l'installation d'un cercle vicieux entre le glucose et l'inflammation. Par exemple, l'obésité, le stress chronique, les déséquilibres hormonaux et certaines conditions médicales peuvent tous contribuer à une inflammation accrue et à une perturbation de la régulation du glucose.

En comprenant ces mécanismes complexes, nous pouvons prendre des mesures proactives pour briser ce cercle vicieux. En adoptant une alimentation équilibrée, pauvre en sucres raffinés et en glucides simples, et riche en aliments à faible indice glycémique, en fibres et en nutriments anti-inflammatoires, nous pouvons favoriser une régulation saine du glucose et réduire l'inflammation dans notre organisme.

De plus, l'activité physique régulière joue un rôle clé dans la régulation du glucose et la réduction de l'inflammation. L'exercice favorise la sensibilité à l'insuline, améliore le métabolisme du glucose et stimule la libération de substances anti-inflammatoires dans l'organisme.

En somme, comprendre la relation entre le glucose et l'inflammation est essentiel pour adopter une approche holistique de notre bien-être.

Pour mieux comprendre le lien étroit entre le glucose et l'inflammation, nous allons explorer en détail leur relation complexe. Les niveaux élevés de glucose dans le sang peuvent avoir un impact significatif sur l'inflammation dans notre corps. Lorsque nous consommons des aliments riches en glucides, ils sont décomposés en glucose, qui est ensuite absorbé dans la circulation sanguine.

Lorsque le taux de glucose dans le sang augmente de manière excessive, cela peut déclencher une réponse inflammatoire excessive dans notre organisme. Les cellules immunitaires, telles que les macrophages, détectent cet excès de glucose et libèrent des substances inflammatoires, appelées cytokines, pour tenter de rétablir l'équilibre.

Cependant, si cette situation persiste et que les niveaux élevés de glucose sont fréquents, cela peut conduire à une inflammation chronique. L'inflammation chronique est caractérisée par une réponse inflammatoire constante et prolongée, qui peut endommager les tissus et contribuer au développement de nombreuses maladies, telles que les maladies cardiovasculaires, le diabète de type 2, l'obésité et les maladies inflammatoires chroniques.

Par ailleurs, une inflammation chronique peut également perturber la régulation du glucose dans notre corps. Les cytokines inflammatoires libérées pendant l'inflammation peuvent interférer avec l'action de l'insuline, une hormone essentielle à la régulation du glucose. Cela peut entraîner une résistance à l'insuline, où les cellules deviennent moins réceptives à l'action de cette hormone, ce qui entraîne une augmentation des niveaux de glucose dans le sang.

Cette résistance à l'insuline crée un cercle vicieux entre le glucose et l'inflammation. Les niveaux élevés de glucose favorisent l'inflammation, tandis que l'inflammation chronique perturbe la régulation du glucose, ce qui contribue à des niveaux de glucose élevés persistants. Ce cercle vicieux peut entraîner une détérioration de la santé et augmenter le risque de développer des maladies métaboliques et inflammatoires.

De nombreux facteurs de risque peuvent favoriser cette dysrégulation du glucose et l'installation de ce cercle vicieux. Parmi ces facteurs, on peut citer un régime alimentaire riche en sucres et en glucides raffinés, une sédentarité excessive, un excès de poids ou d'obésité, le stress chronique, la résistance à l'insuline, des déséquilibres hormonaux et des prédispositions génétiques.

Il est donc essentiel de comprendre ces mécanismes pour prendre des mesures proactives afin de briser ce cercle vicieux entre le glucose et l'inflammation. En adoptant une alimentation équilibrée, riche en aliments à faible indice glycémique, en fibres, en graisses saines et en nutriments anti-inflammatoires, nous pouvons favoriser une régulation saine du glucose et réduire l'inflammation dans notre organisme.

De plus, l'adoption d'un mode de vie actif, comprenant une activité physique régulière, peut contribuer à améliorer la sensibilité à l'insuline et à réduire l'inflammation. L'exercice régulier aide à augmenter la capacité du corps à métaboliser le glucose de manière efficace, ce qui contribue à maintenir des niveaux de glucose équilibrés dans le sang. De plus, l'activité physique régulière favorise la libération de substances anti-inflammatoires dans le corps, ce qui peut aider à atténuer l'inflammation chronique.

Il est également important de prendre en compte d'autres facteurs de mode de vie qui peuvent influencer le lien entre le glucose et l'inflammation. La gestion du stress, un sommeil de qualité et des techniques de relaxation peuvent tous contribuer à réduire l'inflammation et à maintenir un équilibre glycémique sain. Le stress chronique peut perturber la régulation du glucose et favoriser l'inflammation, il est donc essentiel de mettre en place des stratégies de gestion du stress, telles que la méditation, la respiration profonde, le yoga ou d'autres activités relaxantes.

En conclusion, en comprenant la relation étroite entre le glucose et l'inflammation, ainsi que les facteurs de risque impliqués, nous sommes mieux équipés pour prendre des décisions éclairées concernant notre santé et notre bien-être. En adoptant une approche holistique qui combine une alimentation équilibrée, une activité physique régulière, la gestion du stress et d'autres pratiques favorables, nous pouvons améliorer la régulation du glucose, réduire l'inflammation et promouvoir notre bien-être global.

Les conséquences de l'excès de glucose et de l'inflammation sur la santé, en mettant en évidence les liens avec des problèmes tels que le diabète, les maladies cardiovasculaires, les troubles métaboliques et les maladies auto-immunes. Une régulation inadéquate du glucose dans le corps peut entraîner une résistance à l'insuline, qui est un facteur clé dans le développement du diabète de type 2. De plus, des niveaux élevés de glucose dans le sang peuvent endommager les vaisseaux sanguins et favoriser l'accumulation de plaque, augmentant ainsi le risque de maladies cardiovasculaires.

L'inflammation chronique, quant à elle, est un facteur contributif dans de nombreuses maladies, notamment les maladies auto-immunes telles que la polyarthrite rhumatoïde, la maladie de Crohn et le lupus. L'inflammation excessive peut également perturber les processus métaboliques normaux, contribuant ainsi à des troubles métaboliques tels que l'obésité et le syndrome métabolique.

Il est donc essentiel de comprendre ces mécanismes pour prendre des mesures préventives et réduire les risques associés à l'excès de glucose et à l'inflammation. En adoptant une approche globale axée sur une alimentation équilibrée, une activité physique régulière, la gestion du stress et d'autres pratiques favorables, nous pouvons réduire les niveaux de glucose dans le sang, atténuer l'inflammation chronique et ainsi prévenir ou atténuer les problèmes de santé liés.

En conclusion, la relation étroite entre le glucose et l'inflammation a un impact significatif sur notre santé et notre bien-être. En comprenant les mécanismes impliqués, les facteurs de risque et les conséquences associées, nous sommes mieux préparés à prendre des mesures préventives et à adopter un mode de vie qui favorise un équilibre glycémique sain et une réduction de l'inflammation.

- **Comprendre le rôle du glucose dans le métabolisme et son impact sur l'inflammation**.

Dans cette partie, nous allons plonger au cœur du rôle essentiel du glucose dans le métabolisme et explorer en détail son impact sur l'inflammation.

Tout d'abord, nous allons examiner de près le métabolisme du glucose. Le glucose est une source d'énergie primordiale pour notre organisme. Lorsque nous consommons des aliments riches en glucides, notre corps décompose ces glucides en glucose, qui est ensuite absorbé dans le sang. Le glucose circule dans tout le corps et est capté par les cellules pour être utilisé comme carburant.

Le glucose est métabolisé par un processus appelé glycolyse, au cours duquel il est dégradé pour produire de l'ATP, la principale source d'énergie utilisée par nos cellules. L'ATP alimente toutes les réactions biochimiques et les processus cellulaires essentiels à notre survie et à notre fonctionnement.

La régulation du glucose est étroitement contrôlée par des hormones telles que l'insuline et le glucagon. L'insuline, produite par le pancréas, favorise l'entrée du glucose dans les cellules et aide à abaisser les niveaux de glucose dans le sang. Le glucagon, également sécrété par le pancréas, agit en sens inverse en stimulant la libération de glucose dans le sang lorsque les niveaux sont trop bas.

Cependant, des niveaux élevés et chroniquement élevés de glucose dans le sang peuvent entraîner des problèmes de santé. Lorsque nous consommons une quantité excessive de glucides ou que notre corps ne parvient pas à réguler efficacement le glucose, les niveaux de glucose dans le sang peuvent augmenter, entraînant une hyperglycémie. L'hyperglycémie prolongée peut être préjudiciable à notre santé et peut conduire au développement du diabète de type 2.

En outre, des niveaux élevés de glucose dans le sang peuvent également déclencher une réponse inflammatoire excessive dans notre corps. L'inflammation est une réponse immunitaire normale qui vise à protéger notre organisme contre les infections et les blessures. Cependant, une inflammation chronique, déclenchée par des niveaux élevés de glucose, peut provoquer des dommages cellulaires et tissulaires, contribuant ainsi au développement de diverses maladies, y compris les maladies cardiovasculaires, le cancer, les maladies neurodégénératives et les maladies auto-immunes.

Il est donc crucial de comprendre la relation étroite entre le glucose et l'inflammation pour maintenir un équilibre glycémique sain et prévenir les conséquences néfastes sur la santé. En adoptant des habitudes alimentaires saines, telles que la consommation d'aliments à faible indice glycémique, riches en fibres et en nutriments, nous pouvons réguler nos niveaux de glucose dans le sang. De plus, l'activité physique régulière, le maintien d'un poids corporel sain et la gestion du stress peuvent également contribuer à améliorer la régulation du glucose et à réduire l'inflammation dans le corps.

Le métabolisme du glucose et son impact sur l'inflammation jouent un rôle essentiel dans notre santé globale. En comprenant les mécanismes impliqués, en adoptant une alimentation équilibrée et une routine de vie saine, nous pouvons améliorer notre bien-être général et réduire les risques de déséquilibre glycémique et d'inflammation chronique. Il est important de se rappeler que chaque individu est unique, et il peut être bénéfique de consulter un professionnel de la santé ou un nutritionniste pour obtenir des recommandations personnalisées.

Nous allons explorer les différentes voies métaboliques du glucose. La principale voie est la glycolyse, qui se produit dans le cytoplasme des cellules. Au cours de la glycolyse, le glucose est décomposé pour produire de l'énergie sous forme d'adénosine triphosphate (ATP). Ce processus est essentiel pour le fonctionnement de toutes les cellules de notre corps , car l'ATP est la principale source d'énergie utilisée pour effectuer de nombreuses réactions biochimiques et maintenir les processus cellulaires.

La glycolyse commence par l'étape de la phosphorylation du glucose, où une enzyme appelée hexokinase ajoute un groupe phosphate au glucose, le transformant en glucose-6-phosphate. Ensuite, le glucose-6-phosphate subit plusieurs réactions, au cours desquelles il est converti en fructose-6-phosphate, puis en fructose-1,6-bisphosphate.

La fructose-1,6-bisphosphate est ensuite scindée en deux molécules de trois-carbones appelées glyceraldehyde-3-phosphate (GAP) et dihydroxyacétone phosphate (DHAP). Le DHAP est rapidement converti en GAP pour poursuivre la glycolyse. Les GAP subissent ensuite une série de réactions qui produisent de l'énergie sous forme d'ATP et de l'énergie réduite sous forme de NADH.

Finalement, à la fin de la glycolyse, le glucose est converti en deux molécules de pyruvate. Ce processus produit un total de deux molécules d'ATP et deux molécules de NADH par molécule de glucose. Le pyruvate peut ensuite suivre différentes voies métaboliques en fonction des besoins énergétiques de la cellule et des conditions cellulaires.

Dans certaines situations, comme lors d'un exercice intense ou en l'absence d'oxygène, le pyruvate peut être converti en lactate par une réaction appelée fermentation lactique. Cette voie permet de régénérer le coenzyme NAD+ nécessaire pour maintenir la glycolyse en marche, même en absence d'oxygène. Le lactate produit peut-être utilisé par d'autres cellules ou transporté vers le foie où il peut être converti en glucose via la néoglucogenèse.

D'autre part, en présence d'oxygène, le pyruvate peut entrer dans les mitochondries, les organites cellulaires responsables de la production d'énergie, pour subir le processus de la respiration cellulaire. Le pyruvate est décarboxylé et transformé en acétyl-CoA, qui entre ensuite dans le cycle de Krebs (ou cycle de l'acide citrique). Dans le cycle de Krebs, l'acétyl-CoA est dégradé pour produire de l'ATP, du NADH et du FADH2, qui serviront de sources d'énergie dans la chaîne respiratoire, une série de réactions qui se déroulent dans la membrane mitochondriale interne.

La chaîne respiratoire utilise les électrons transportés par le NADH et le FADH2 pour générer de l'énergie sous forme d'ATP. Ce processus, connu sous le nom de phosphorylation oxydative, est la principale voie de production d'ATP dans nos cellules. Il est important de noter que le métabolisme du glucose est finement régulé par différentes hormones, notamment l'insuline et le glucagon, sécrétées par le pancréas. L'insuline favorise l'absorption du glucose par les cellules, tandis que le glucagon stimule la libération de glucose dans le sang lorsque les niveaux de glucose sont bas. Ces hormones jouent un rôle crucial dans le maintien de l'équilibre glycémique en régulant la quantité de glucose circulant dans le corps.

En comprenant les différentes voies métaboliques du glucose et les mécanismes de régulation, nous sommes mieux armés pour prendre des décisions éclairées concernant notre alimentation, notre activité physique et notre mode de vie en général. En adoptant une approche équilibrée, comprenant une alimentation saine, une activité physique régulière et une gestion du stress adéquate, nous pouvons favoriser un métabolisme du glucose optimal et maintenir un équilibre glycémique sain.

Il est également important de souligner que les choix alimentaires, tels que privilégier les aliments à faible indice glycémique, riches en fibres et en nutriments essentiels, peuvent contribuer à maintenir une régulation du glucose efficace et prévenir les dysfonctionnements métaboliques. De plus, la gestion du stress, la qualité du sommeil et l'adoption de techniques de relaxation peuvent également influencer positivement notre métabolisme et notre équilibre glycémique.

En conclusion, comprendre le métabolisme du glucose et les mécanismes de régulation est essentiel pour prendre soin de notre santé et maintenir un équilibre glycémique optimal. En adoptant une approche globale incluant une alimentation équilibrée, une activité physique régulière, une gestion du stress adéquate et un sommeil de qualité, nous pouvons favoriser un bien-être général et réduire les risques de déséquilibre glycémique et de problèmes métaboliques.

Cependant, lorsque le glucose est présent en excès, il peut entraîner des conséquences indésirables. Des études ont montré que des niveaux élevés de glucose dans le sang peuvent déclencher une cascade de réactions inflammatoires. Le glucose en excès favorise la production de molécules pro-inflammatoires, telles que les cytokines, qui sont des médiateurs chimiques de l'inflammation.

Cette inflammation induite par l'excès de glucose peut entraîner de nombreux problèmes de santé. Tout d'abord, elle peut perturber l'équilibre de notre système immunitaire, entraînant une réponse immunitaire chronique et une augmentation des marqueurs inflammatoires dans le corps. Cette inflammation chronique peut contribuer au développement de maladies telles que l'obésité, le diabète de type 2, les maladies cardiovasculaires et les troubles métaboliques.

De plus, l'inflammation chronique peut endommager les tissus et les organes de notre corps. Par exemple, elle peut favoriser l'accumulation de plaques dans les artères, ce qui peut entraîner une athérosclérose et augmenter le risque de maladies cardiaques. Elle peut également affecter la fonction des cellules du pancréas responsables de la production d'insuline, ce qui peut contribuer au développement du diabète de type 2.

Il est également important de noter que l'inflammation chronique peut aggraver les symptômes de certaines maladies auto-immunes, telles que l'arthrite rhumatoïde et la maladie de Crohn. Dans ces conditions, l'inflammation excessive peut causer des dommages aux tissus et des douleurs chroniques.

Ainsi, il devient essentiel de comprendre et de gérer les niveaux de glucose dans notre corps afin de réduire le risque d'inflammation excessive et de ses conséquences néfastes sur la santé. Cela implique d'adopter une alimentation équilibrée, riche en aliments à faible indice glycémique et en nutriments anti-inflammatoires tels que les fruits et légumes, les grains entiers, les graisses saines et les protéines maigres. De plus, maintenir un poids santé, faire de l'exercice régulièrement et gérer le stress peuvent également contribuer à maintenir un équilibre glycémique sain et à réduire l'inflammation.

En comprenant le lien entre le glucose et l'inflammation, nous pouvons prendre des mesures préventives et adopter des habitudes de vie saines pour réduire les risques de déséquilibre glycémique et d'inflammation chronique. Cela nous permet de favoriser notre bien-être général et de préserver notre santé à long terme.

Nous allons également aborder le concept d'inflammation chronique. Lorsque l'inflammation devient chronique, elle peut causer des dommages à long terme à notre organisme. Des niveaux élevés de glucose dans le sang peuvent favoriser l'inflammation chronique, qui est associée à un risque accru de maladies chroniques telles que les maladies cardiovasculaires, le diabète de type 2, l'obésité et certaines maladies auto-immunes.

L'inflammation chronique est un processus complexe qui implique une activation prolongée du système immunitaire.

Lorsque notre corps est confronté à des stimuli tels que des infections, des lésions tissulaires ou des agents toxiques, une réponse inflammatoire aiguë se déclenche pour éliminer la menace et favoriser la guérison. Cependant, lorsque cette réponse inflammatoire ne parvient pas à se résoudre et persiste pendant une période prolongée, elle devient chronique.

L'excès de glucose dans le sang peut contribuer à l'inflammation chronique de plusieurs manières. Tout d'abord, il peut activer des voies de signalisation pro-inflammatoires dans le corps, entraînant la production de cytokines pro-inflammatoires. Ces cytokines, telles que l'interleukine-6 (IL-6) et le facteur de nécrose tumorale-alpha (TNF-alpha), jouent un rôle clé dans la promotion de l'inflammation chronique.

De plus, des niveaux élevés de glucose peuvent entraîner une production excessive de radicaux libres, également connus sous le nom d'espèces réactives de l'oxygène (ROS). Les ROS sont des molécules très réactives qui peuvent endommager les cellules et les tissus, déclenchant ainsi une réponse inflammatoire chronique.

L'inflammation chronique, à son tour, peut perturber la régulation du glucose dans le corps. Les cytokines inflammatoires peuvent interférer avec l'action de l'insuline, une hormone responsable de l'absorption et de l'utilisation du glucose par les cellules. Cette résistance à l'insuline peut entraîner une augmentation des niveaux de glucose dans le sang, ce qui contribue à un cercle vicieux entre l'inflammation et le déséquilibre glycémique.

Il est important de noter que l'inflammation chronique et l'excès de glucose peuvent se renforcer mutuellement, créant ainsi un environnement propice au développement de maladies chroniques. Par exemple, l'inflammation chronique peut endommager les cellules productrices d'insuline dans le pancréas, ce qui conduit à une diminution de la production d'insuline et à une augmentation de la résistance à l'insuline.

Cela augmente le risque de développer un diabète de type 2, où les niveaux de glucose dans le sang sont élevés et mal régulés.

Pour réduire le risque d'inflammation chronique et de déséquilibre glycémique, il est essentiel d'adopter des habitudes de vie saines. Cela comprend une alimentation équilibrée, riche en aliments à faible indice glycémique, en fibres, en graisses saines et en antioxydants. L'exercice régulier, la gestion du stress et un sommeil adéquat sont également importants pour maintenir l'équilibre glycémique et réduire l'inflammation.

En comprenant les mécanismes impliqués dans l'inflammation chronique et son lien avec le glucose, nous sommes mieux équipés pour prendre des mesures préventives et adopter un mode de vie qui favorise notre bien-être général.

En veillant à maintenir un équilibre glycémique sain, nous pouvons prévenir les fluctuations excessives de la glycémie et réduire les risques associés à l'inflammation chronique. Voici quelques stratégies pratiques pour atteindre cet objectif :

1. Adopter une alimentation équilibrée : Optez pour des aliments à faible indice glycémique, tels que les légumes, les fruits, les grains entiers, les légumineuses et les sources de protéines maigres. Évitez les aliments transformés riches en sucres ajoutés et en glucides raffinés qui peuvent provoquer une augmentation rapide de la glycémie. Les fibres présentes dans les aliments à grains entiers et les légumes aident à ralentir l'absorption du glucose, favorisant ainsi un équilibre glycémique stable.

2. Contrôler les portions : La taille des portions peut avoir un impact sur la glycémie. Il est important de contrôler les quantités que vous consommez et d'être attentif aux signaux de satiété de votre corps. Évitez les

excès et privilégiez des repas équilibrés et modérés tout au long de la journée.

3. Faire de l'exercice régulièrement : L'activité physique régulière contribue à maintenir un équilibre glycémique sain. L'exercice aide les cellules à utiliser le glucose de manière plus efficace, favorisant ainsi une régulation adéquate de la glycémie. Choisissez des activités que vous appréciez et intégrez-les dans votre routine quotidienne.

4. Gérer le stress : Le stress chronique peut perturber la régulation de la glycémie. Trouvez des techniques de gestion du stress qui fonctionnent pour vous, telles que la méditation, la respiration profonde, le yoga ou la pratique d'activités relaxantes. En réduisant le stress, vous pouvez favoriser un équilibre glycémique optimal.

5. Dormir suffisamment : Un sommeil de qualité et en quantité suffisante est essentiel pour maintenir un équilibre glycémique stable. Le manque de sommeil peut perturber la régulation hormonale, y compris celle de l'insuline, ce qui peut entraîner une augmentation de la glycémie. Établissez une routine de sommeil régulière et créez un environnement propice à un repos réparateur.

En mettant en pratique ces stratégies, vous pouvez soutenir votre équilibre glycémique et réduire les risques de déséquilibre qui peuvent conduire à une inflammation chronique. Il est important de noter que chaque personne est unique, et il peut être utile de consulter un professionnel de la santé pour obtenir des conseils personnalisés en matière de nutrition et de gestion de la glycémie. En adoptant ces pratiques bénéfiques et en comprenant l'importance du lien entre le glucose et l'inflammation, vous pouvez améliorer votre bien-être général et prendre des décisions éclairées pour votre santé.

De plus, nous allons explorer les mécanismes par lesquels le glucose peut influencer l'inflammation. Nous discuterons de la production de radicaux libres et du stress oxydatif induits par le glucose élevé, ainsi que de l'activation de voies de signalisation inflammatoires dans le corps.

De plus, nous allons explorer en détail les mécanismes par lesquels le glucose peut influencer l'inflammation. Lorsque les niveaux de glucose dans le sang sont élevés, plusieurs processus peuvent se produire, contribuant ainsi à une réponse inflammatoire accrue.

Tout d'abord, l'excès de glucose peut entraîner la production excessive de radicaux libres dans les cellules, conduisant à un stress oxydatif. Les radicaux libres sont des molécules hautement réactives qui peuvent endommager les cellules et les tissus, déclenchant ainsi une réponse inflammatoire. Le stress oxydatif peut également activer des voies de signalisation inflammatoires, amplifiant ainsi la réponse inflammatoire dans l'organisme.

En outre, des niveaux élevés de glucose peuvent activer des voies de signalisation spécifiques, telles que la voie NF-kB (facteur nucléaire kappa B), qui régule l'expression de gènes impliqués dans l'inflammation. L'activation de cette voie peut conduire à la production accrue de cytokines pro-inflammatoires, telles que l'interleukine-1β (IL-1β) et le facteur de nécrose tumorale-alpha (TNF-α), qui jouent un rôle clé dans l'amplification de la réponse inflammatoire.

De plus, l'excès de glucose peut également favoriser la production de molécules inflammatoires appelées médiateurs lipidiques, tels que les prostaglandines et les leucotriènes. Ces médiateurs peuvent induire une réponse inflammatoire locale et systémique, contribuant ainsi à l'inflammation chronique.

Il est important de noter que ces mécanismes ne se produisent pas isolément, mais sont interconnectés. L'excès de glucose peut entraîner une cascade de réactions inflammatoires, créant un environnement propice à la persistance de l'inflammation chronique.

En comprenant ces mécanismes, nous pouvons prendre des mesures pour réduire les niveaux élevés de glucose dans le sang et atténuer l'inflammation. Cela peut être réalisé grâce à une alimentation équilibrée, une activité physique régulière, la gestion du stress et d'autres stratégies abordées précédemment. En adoptant une approche holistique, nous pouvons aider à prévenir et à atténuer les problèmes de santé liés à l'excès de glucose et à l'inflammation chronique.

Il convient de souligner que chaque individu est unique et que la gestion de la glycémie et de l'inflammation peut nécessiter une approche personnalisée. Il est donc recommandé de consulter un professionnel de la santé pour obtenir des conseils adaptés à votre situation spécifique. En comprenant les liens complexes entre le glucose et l'inflammation, nous sommes mieux équipés pour prendre des décisions éclairées concernant notre santé et favoriser un bien-être optimal.

En comprenant le rôle du glucose dans le métabolisme et son impact sur l'inflammation, vous serez en mesure de prendre des mesures éclairées pour maintenir un équilibre sain. Nous aborderons des stratégies de gestion du glucose, telles que l'alimentation équilibrée, l'exercice physique régulier et la gestion du stress, qui peuvent aider à maintenir des niveaux de glucose stables et à réduire l'inflammation dans le corps.

De plus, nous allons explorer en détail les mécanismes par lesquels le glucose peut influencer l'inflammation. Lorsque les niveaux de glucose dans le sang sont élevés, plusieurs processus peuvent se produire, contribuant ainsi à une réponse inflammatoire accrue.

Tout d'abord, l'excès de glucose peut entraîner la production excessive de radicaux libres dans les cellules, conduisant à un stress oxydatif. Les radicaux libres sont des molécules hautement réactives qui peuvent endommager les cellules et les tissus, déclenchant ainsi une réponse inflammatoire. Le stress oxydatif peut également activer des voies de signalisation inflammatoires, amplifiant ainsi la réponse inflammatoire dans l'organisme.

En outre, des niveaux élevés de glucose peuvent activer des voies de signalisation spécifiques, telles que la voie NF-kB (facteur nucléaire kappa B), qui régule l'expression de gènes impliqués dans l'inflammation. L'activation de cette voie peut conduire à la production accrue de cytokines pro-inflammatoires, telles que l'interleukine-1β (IL-1β) et le facteur de nécrose tumorale-alpha (TNF-α), qui jouent un rôle clé dans l'amplification de la réponse inflammatoire.

De plus, l'excès de glucose peut également favoriser la production de molécules inflammatoires appelées médiateurs lipidiques, tels que les prostaglandines et les leucotriènes. Ces médiateurs peuvent induire une réponse inflammatoire locale et systémique, contribuant ainsi à l'inflammation chronique.

Il est important de noter que ces mécanismes ne se produisent pas isolément, mais sont interconnectés. L'excès de glucose peut entraîner une cascade de réactions inflammatoires, créant un environnement propice à la persistance de l'inflammation chronique.

En comprenant ces mécanismes, nous pouvons prendre des mesures pour réduire les niveaux élevés de glucose dans le sang et atténuer l'inflammation. Cela peut être réalisé grâce à une alimentation équilibrée, une activité physique régulière, la gestion du stress et d'autres stratégies abordées précédemment. En adoptant une approche holistique, nous pouvons aider à prévenir et à atténuer les problèmes de santé liés à l'excès de glucose et à l'inflammation chronique.

Il convient de souligner que chaque individu est unique et que la gestion de la glycémie et de l'inflammation peut nécessiter une approche personnalisée. Il est donc recommandé de consulter un professionnel de la santé pour obtenir des conseils adaptés à votre situation spécifique. En comprenant les liens complexes entre le glucose et l'inflammation, nous sommes mieux équipés pour prendre des décisions éclairées concernant notre santé et favoriser un bien-être optimal.

Chapitre 2 : L'inflammation : un mécanisme clé de l'organisme

- **Définition de l'inflammation et son rôle dans la réponse immunitaire.**

Dans ce chapitre, nous allons explorer plus en profondeur le concept de l'inflammation, en comprenant sa définition et son rôle fondamental dans la réponse immunitaire de notre organisme.

Commençons par définir l'inflammation. L'inflammation est une réponse naturelle de notre système immunitaire face à une agression ou une lésion tissulaire. C'est une réaction complexe qui implique plusieurs acteurs clés, notamment les cellules immunitaires, les médiateurs chimiques et les vaisseaux sanguins. L'inflammation peut se manifester par des symptômes tels que rougeur, chaleur, douleur et gonflement.

L'inflammation joue un rôle crucial dans la réponse immunitaire de notre organisme. Lorsqu'une blessure, une infection ou un agent pathogène envahit notre corps, notre système immunitaire déclenche une réponse inflammatoire pour combattre l'agresseur et favoriser la guérison. L'inflammation permet de mobiliser les cellules immunitaires vers le site de l'infection ou de la lésion, d'éliminer les agents pathogènes et de promouvoir la régénération des tissus endommagés.

Lorsque notre système immunitaire détecte la présence d'un agent pathogène, il libère des médiateurs chimiques tels que les cytokines, les prostaglandines et les facteurs de nécrose tumorale. Ces substances signalent aux cellules immunitaires, telles que les macrophages et les cellules dendritiques, de se rendre sur le site de l'infection ou de la lésion. Ces cellules immunitaires sont capables de phagocyter (dévorer) les agents pathogènes, de présenter des antigènes aux lymphocytes et de libérer des molécules antibactériennes et antivirales pour combattre les envahisseurs.

L'inflammation a plusieurs effets bénéfiques dans le processus de guérison. Tout d'abord, elle augmente l'apport sanguin vers la zone touchée, ce qui favorise l'apport d'oxygène et de nutriments nécessaires à la réparation des tissus. L'augmentation de la perméabilité des vaisseaux sanguins permet également aux cellules immunitaires et aux molécules de défense de pénétrer dans les tissus infectés ou endommagés. Cela facilite l'élimination des agents pathogènes et des cellules mortes, ainsi que la dégradation des débris cellulaires.

L'inflammation a également pour fonction de stimuler la prolifération des cellules pour favoriser la régénération des tissus endommagés. Les cellules immunitaires produisent des facteurs de croissance et des cytokines qui favorisent la prolifération cellulaire et la formation de nouveaux vaisseaux sanguins, ce qui permet une meilleure réparation des tissus.

Cependant, il est important de noter que l'inflammation doit être bien régulée. Une réponse inflammatoire excessive ou prolongée peut causer des dommages aux tissus sains environnants. Dans certains cas, l'inflammation peut devenir chronique et persister pendant de longues périodes, ce qui peut contribuer au développement de maladies chroniques.

Pour maintenir un équilibre sain, il est important de soutenir notre système immunitaire et de promouvoir une inflammation appropriée. Une alimentation équilibrée, riche en fruits, légumes et aliments anti-inflammatoires tels que les oméga-3, peut aider à réguler l'inflammation. De plus, la gestion du stress, la pratique régulière d'une activité physique et le maintien d'un poids santé peuvent également contribuer à maintenir un équilibre inflammatoire approprié.

Cependant, il est important de noter que l'inflammation peut également devenir dysfonctionnelle et chronique. Dans certaines conditions, comme certaines maladies auto-immunes, l'inflammation persiste même en l'absence d'une menace réelle. Cette inflammation chronique peut causer des dommages aux tissus sains et être à l'origine de nombreuses maladies chroniques, telles que les maladies cardiovasculaires, le diabète de type 2, l'arthrite et certaines maladies neurodégénératives.

L'inflammation chronique survient lorsque le système immunitaire reste activé pendant de longues périodes, libérant continuellement des cytokines et d'autres médiateurs inflammatoires. Contrairement à l'inflammation aiguë, qui est une réponse de courte durée visant à éliminer une menace spécifique, l'inflammation chronique ne se résorbe pas naturellement et peut persister pendant des semaines, des mois, voire des années.

Dans certaines maladies auto-immunes, le système immunitaire attaque les propres tissus du corps, provoquant une inflammation chronique. Par exemple, dans la polyarthrite rhumatoïde, les articulations sont constamment enflammées, ce qui entraîne une douleur, une raideur et une déformation des articulations. Dans la maladie de Crohn et la colite ulcéreuse, qui sont des maladies inflammatoires de l'intestin, l'inflammation chronique de la paroi intestinale peut causer des douleurs abdominales, des diarrhées et des saignements.

L'inflammation chronique peut également être déclenchée par des facteurs de style de vie tels que l'alimentation malsaine, le manque d'activité physique, le tabagisme et le stress chronique. Ces facteurs peuvent provoquer une réponse inflammatoire persistante dans le corps, contribuant ainsi au développement de maladies chroniques.

Les conséquences de l'inflammation chronique peuvent être graves. Elle peut endommager les tissus sains, provoquer des cicatrices, altérer la fonction des organes et augmenter le risque de développer des maladies cardiovasculaires, telles que l'athérosclérose, qui est une accumulation de plaques de cholestérol dans les artères. L'inflammation chronique peut également contribuer au développement du diabète de type 2 en provoquant une résistance à l'insuline et une perturbation de la régulation du glucose.

Il est donc essentiel de comprendre les mécanismes de l'inflammation chronique et d'adopter des mesures pour la prévenir ou la maîtriser. Cela peut inclure des modifications du mode de vie telles que l'adoption d'une alimentation équilibrée, riche en aliments anti-inflammatoires comme les fruits, les légumes, les légumineuses et les graisses saines, ainsi que l'engagement dans une activité physique régulière. La gestion du stress et le maintien d'un poids santé sont également importants pour réduire le risque d'inflammation chronique.

En conclusion, bien que l'inflammation soit une réponse essentielle du système immunitaire pour combattre les infections et favoriser la guérison, il est crucial de maintenir un équilibre adéquat de l'inflammation dans le corps. Une inflammation chronique et excessive peut entraîner des dommages aux tissus sains et contribuer au développement de maladies chroniques.

Pour prévenir l'inflammation chronique, il est recommandé d'adopter un mode de vie sain comprenant une alimentation équilibrée, riche en aliments anti-inflammatoires, ainsi qu'une activité physique régulière. Éviter le tabagisme, gérer le stress et maintenir un poids santé sont également des facteurs importants. Il est également conseillé de consulter un professionnel de la santé en cas de symptômes d'inflammation persistante ou de maladies chroniques, afin de recevoir un traitement approprié.

En comprenant l'importance de l'inflammation, nous pouvons prendre des mesures éclairées pour maintenir un équilibre sain dans notre corps. Une approche proactive de la gestion de l'inflammation peut contribuer à préserver notre santé à long terme et à réduire le risque de maladies associées à une inflammation chronique.

- **Les différentes formes d'inflammation et leurs conséquences sur la santé.**

Dans cette partie, nous allons examiner les différentes formes d'inflammation et les conséquences qu'elles peuvent avoir sur notre santé.

1. L'inflammation aiguë : L'inflammation aiguë est une réponse immédiate de notre système immunitaire à une agression ou une blessure. Elle est caractérisée par des symptômes tels que la rougeur, la chaleur, la douleur et le gonflement dans la zone touchée. L'inflammation aiguë est généralement bénéfique car elle aide à éliminer les agents pathogènes, à réparer les tissus endommagés et à promouvoir la guérison. Cependant, si elle persiste ou devient excessive, elle peut entraîner des dommages tissulaires et des complications.

2. L'inflammation chronique : Contrairement à l'inflammation aiguë, l'inflammation chronique est une réponse prolongée qui persiste pendant des semaines, voire des mois, voire des années. Elle peut résulter d'une inflammation aiguë non résolue, d'une maladie auto-immune ou d'autres facteurs déclenchants tels qu'un mode de vie malsain. L'inflammation chronique est associée à un risque accru de développer diverses maladies chroniques, notamment les maladies cardiovasculaires, le diabète de type 2, l'obésité, les maladies auto-immunes, certaines formes de cancer et les maladies neurodégénératives.

3. L'inflammation silencieuse : L'inflammation silencieuse fait référence à une inflammation chronique qui se produit dans notre corps sans présenter de symptômes évidents. Elle peut passer inaperçue pendant une longue période, mais elle peut néanmoins causer des dommages insidieux et contribuer au développement de maladies à long terme. L'inflammation silencieuse est souvent associée à des facteurs de risque tels que l'obésité, le tabagisme, le stress chronique et une alimentation malsaine.

Il est essentiel de comprendre que l'inflammation, qu'elle soit aiguë ou chronique, peut avoir un impact significatif sur notre santé. En cas d'inflammation chronique, l'équilibre métabolique de notre organisme peut être perturbé. Cela se traduit par des dysfonctionnements dans la régulation de la glycémie, du métabolisme des lipides et du stockage des graisses, augmentant ainsi le risque de développer des troubles métaboliques tels que le diabète de type 2 et l'obésité.

De plus, l'inflammation chronique favorise la formation de plaques athérosclérotiques dans les artères. Les cellules immunitaires s'accumulent dans la paroi des artères lors d'une inflammation persistante, provoquant l'accumulation de dépôts de graisse et de cholestérol. Au fil du temps, ces dépôts peuvent durcir et se calcifier, entraînant une réduction du flux sanguin et augmentant ainsi le risque de maladies cardiovasculaires telles que l'athérosclérose, les accidents vasculaires cérébraux et les maladies coronariennes.

Par ailleurs, l'inflammation chronique peut altérer la fonction des cellules immunitaires. Elle peut entraîner une suractivation ou une dysfonction des cellules immunitaires, perturbant ainsi leur capacité à combattre les infections et à réguler les réponses inflammatoires de manière appropriée. Cela peut accroître la vulnérabilité aux infections et augmenter le risque de maladies auto-immunes.

En outre, l'inflammation chronique est associée à des dommages oxydatifs au niveau cellulaire. Lorsque notre corps est enflammé, une production excessive d'espèces réactives de l'oxygène, communément appelées radicaux libres, peut se produire. Ces radicaux libres peuvent endommager les cellules et les tissus, contribuant ainsi au vieillissement prématuré et à diverses maladies.

En comprenant les conséquences de l'inflammation sur notre santé, nous sommes en mesure de prendre des mesures préventives pour réduire l'inflammation chronique. Cela implique d'adopter un mode de vie sain, notamment une alimentation équilibrée riche en antioxydants et en nutriments anti-inflammatoires, une pratique régulière d'exercice physique, la gestion du stress, un sommeil de qualité et l'évitement de comportements à risque tels que le tabagisme.

En conclusion, l'inflammation, qu'elle soit aiguë ou chronique, peut avoir un impact significatif sur notre santé. En comprenant comment elle perturbe l'équilibre métabolique, favorise la formation de plaques athérosclérotiques, altère la fonction des cellules immunitaires et entraîne des dommages oxydatifs, nous sommes mieux préparés à prendre des mesures préventives et à adopter un mode de vie sain pour réduire le risque de maladies associées à l'inflammation chronique.

Dans les prochains chapitres, nous aborderons les stratégies pour réduire l'inflammation dans le corps et promouvoir un état de bien-être. Nous explorerons des approches telles que l'alimentation anti-inflammatoire, l'activité physique régulière, la gestion du stress, le sommeil de qualité et d'autres pratiques de style de vie saines. En comprenant les différentes formes d'inflammation et leurs conséquences sur la santé, vous serez en mesure de prendre des mesures proactives pour prévenir et réduire l'inflammation chronique, favorisant ainsi votre bien-être général et une meilleure qualité de vie.

En conclusion, la compréhension des différentes formes d'inflammation et de leurs effets sur la santé est essentielle pour prendre des décisions éclairées en matière de prévention et de gestion. En adoptant des stratégies visant à réduire l'inflammation, telles qu'une alimentation équilibrée, une activité physique régulière, la gestion du stress et des habitudes de vie saines, vous pouvez influencer positivement votre bien-être global. En étant conscients des liens entre l'inflammation, le glucose et d'autres facteurs, vous êtes mieux armés pour préserver votre santé à long terme et favoriser une meilleure qualité de vie. Dans les chapitres suivants, nous explorerons en détail ces stratégies et fournirons des conseils pratiques pour mettre en pratique ces connaissances et améliorer votre bien-être.

Chapitre 3 : Le glucose : carburant et facteur inflammatoire

Dans ce chapitre, nous allons explorer le rôle du glucose en tant que carburant essentiel pour le corps, mais aussi comme un facteur inflammatoire potentiel. Le glucose, en tant que principale source d'énergie pour nos cellules, joue un rôle crucial dans de nombreuses fonctions biologiques. Cependant, des niveaux élevés de glucose dans le sang peuvent déclencher une cascade de réactions inflammatoires qui peuvent avoir des conséquences néfastes sur notre santé.

Tout d'abord, nous allons plonger dans les mécanismes de la réponse inflammatoire. L'inflammation est une réaction naturelle du système immunitaire en réponse à une agression ou à une lésion tissulaire. C'est un processus complexe qui implique la libération de médiateurs inflammatoires, tels que les cytokines, les prostaglandines et les leucotriènes. Ces molécules jouent un rôle clé dans l'amplification de la réponse inflammatoire et dans le recrutement des cellules immunitaires vers le site de l'inflammation.

Ensuite, nous aborderons comment le glucose peut influencer l'inflammation. Des études ont montré que des niveaux élevés de glucose dans le sang peuvent favoriser la production de molécules pro-inflammatoires. Le glucose en excès peut activer des voies de signalisation inflammatoires, telles que la voie NF-κB, qui joue un rôle central dans l'induction de l'inflammation. De plus, le glucose peut favoriser la production de radicaux libres et le stress oxydatif, qui peuvent également contribuer à l'inflammation.

Nous discuterons également des facteurs de risque qui peuvent favoriser la dysrégulation du glucose et l'inflammation chronique. Des habitudes alimentaires malsaines, riches en sucres et en glucides raffinés, ainsi qu'un mode de vie sédentaire, peuvent contribuer à des niveaux élevés de glucose dans le sang et à une inflammation chronique. De plus, des conditions médicales telles que l'obésité et le diabète sont également associées à des niveaux élevés de glucose et à une inflammation chronique.

Enfin, nous explorerons des stratégies pour gérer le glucose et réduire l'inflammation. Nous mettrons en évidence l'importance d'une alimentation équilibrée, riche en fruits, légumes et sources de protéines maigres, et pauvre en sucres ajoutés et aliments transformés. L'exercice physique régulier joue également un rôle crucial dans la régulation du glucose et la réduction de l'inflammation. De plus, la gestion du stress et un sommeil adéquat peuvent également contribuer à maintenir des niveaux de glucose stables et à réduire l'inflammation dans le corps.

Ce chapitre nous permettra de mieux comprendre le lien étroit entre le glucose, le carburant essentiel pour notre corps, et son rôle potentiel en tant que facteur inflammatoire. En comprenant ces mécanismes, nous serons en mesure de prendre des mesures proactives pour maintenir un équilibre sain entre le glucose et l'inflammation. En adoptant une alimentation équilibrée, en favorisant l'activité physique régulière, en gérant le stress et en adoptant d'autres modes de vie sains, nous pourrons mieux contrôler nos niveaux de glucose, réduire l'inflammation excessive et prévenir les risques associés à une dysrégulation du glucose et à une inflammation chronique. En prenant des décisions éclairées concernant notre santé, nous pourrons améliorer notre bien-être global et favoriser une meilleure qualité de vie.

- **Comment le glucose est utilisé comme source d'énergie dans le corps.**

Dans le corps, le glucose joue un rôle essentiel en tant que source d'énergie. Lorsque nous consommons des aliments riches en glucides tels que les céréales, les fruits, les légumes et les produits sucrés, notre système digestif décompose les glucides en molécules de glucose.

Une fois absorbé dans le sang, le glucose circule dans tout le corps et est capté par les cellules pour être utilisé comme carburant. La principale voie métabolique par laquelle le glucose est converti en énergie est la glycolyse. La glycolyse se produit dans le cytoplasme des cellules et consiste en une série d'étapes enzymatiques qui décomposent le glucose en pyruvate.

Le pyruvate peut ensuite suivre différentes voies métaboliques en fonction des besoins énergétiques de l'organisme. Si les conditions sont aérobies, c'est-à-dire en présence d'oxygène, le pyruvate peut entrer dans la mitochondrie, où il subit une oxydation complète lors du cycle de Krebs et de la phosphorylation oxydative. Ce processus génère de l'adénosine triphosphate (ATP), la principale forme d'énergie utilisée par les cellules.

Dans des conditions anaérobies, lorsque l'oxygène est limité, le pyruvate peut être converti en lactate par une réaction appelée fermentation lactique. Cette voie permet de produire de l'énergie supplémentaire sans nécessiter d'oxygène. Cependant, la fermentation lactique produit moins d'ATP que la respiration cellulaire aérobie.

Outre son rôle dans la production d'énergie, le glucose est également utilisé pour synthétiser d'autres molécules essentielles à la vie, telles que les acides gras, les acides aminés et les nucléotides. Ces molécules sont nécessaires à la construction de nouvelles cellules, à la réparation des tissus endommagés et à d'autres processus biologiques essentiels.

Il convient de noter que la régulation du glucose dans le corps est étroitement contrôlée pour maintenir des niveaux de glucose sanguin stables. L'hormone clé impliquée dans cette régulation est l'insuline, produite par le pancréas. L'insuline favorise l'absorption du glucose par les cellules, réduisant ainsi les niveaux de glucose dans le sang. En cas de niveau élevé de glucose dans le sang, le pancréas libère de l'insuline pour aider à réguler la glycémie.

En conclusion, le glucose est une source d'énergie essentielle pour le corps. Son métabolisme est complexe et implique plusieurs voies métaboliques qui dépendent des conditions aérobies ou anaérobies. Comprendre comment le glucose est utilisé comme source d'énergie dans le corps nous permet de mieux apprécier l'importance de maintenir un équilibre adéquat de glucose dans le sang et d'adopter des choix alimentaires sains pour soutenir notre bien-être global.

- **L'influence du glucose sur l'inflammation et les processus métaboliques.**

L'influence du glucose sur l'inflammation et les processus métaboliques est un aspect crucial à comprendre pour optimiser notre santé et notre bien-être. Dans cette partie, nous allons explorer en détail comment le glucose peut influencer l'inflammation et les différents processus métaboliques de notre corps.

Tout d'abord, il est important de noter que le glucose est la principale source d'énergie pour nos cellules. Lorsque nous consommons des aliments riches en glucides, ils sont décomposés en glucose, qui est ensuite utilisé par nos cellules pour produire de l'énergie. Cependant, une consommation excessive de glucides peut entraîner une augmentation des niveaux de glucose dans le sang, ce qui peut avoir des effets néfastes sur notre santé.

Lorsque les niveaux de glucose dans le sang sont élevés, notre corps libère de l'insuline, une hormone produite par le pancréas, pour faciliter l'absorption du glucose par les cellules. Cependant, une exposition prolongée à des niveaux élevés de glucose et une résistance à l'insuline peuvent entraîner une inflammation chronique.

Cependant, dans des conditions où les niveaux de glucose sont constamment élevés, tels que dans le cas d'une alimentation riche en sucres et en glucides simples, ou en cas de résistance à l'insuline, une cascade de réactions peut se produire. Cette situation peut entraîner une inflammation chronique.

Lorsque les cellules sont exposées de manière prolongée à des niveaux élevés de glucose, des processus inflammatoires peuvent être déclenchés. Des études ont montré que le glucose en excès favorise la production de molécules pro-inflammatoires, telles que les cytokines, qui sont des médiateurs chimiques de l'inflammation.

De plus, l'excès de glucose peut également entraîner la production accrue de radicaux libres et induire un stress oxydatif dans les cellules. Le stress oxydatif peut endommager les cellules et les tissus, contribuant ainsi à l'inflammation chronique.

L'inflammation chronique résultant d'une exposition prolongée à des niveaux élevés de glucose peut avoir de graves conséquences sur la santé. Elle est associée à un risque accru de développer des maladies chroniques telles que les maladies cardiovasculaires, le diabète de type 2, l'obésité et certaines maladies auto-immunes.

Imaginons une personne qui consomme régulièrement des boissons sucrées et des aliments riches en glucides raffinés. Son alimentation est déséquilibrée et son corps est exposé à des niveaux élevés de glucose de manière récurrente.

Au fil du temps, cette personne peut développer une résistance à l'insuline, ce qui signifie que ses cellules ne répondent plus efficacement à l'action de l'insuline. En conséquence, le glucose ne peut pas être correctement absorbé par les cellules, ce qui entraîne une accumulation de glucose dans le sang, également connue sous le nom d'hyperglycémie.

Cette hyperglycémie constante peut déclencher une réponse inflammatoire dans le corps. Les cellules immunitaires, tels que les macrophages, peuvent être activés et libérer des cytokines pro-inflammatoires en réponse à l'excès de glucose. Ces cytokines peuvent alors contribuer à l'inflammation chronique.

Un exemple courant de cette situation est le lien entre l'obésité et l'inflammation. Les personnes obèses ont souvent des niveaux élevés de glucose dans le sang en raison d'une alimentation riche en calories et en sucres ajoutés. Cela peut conduire à une résistance à l'insuline et à une inflammation chronique, qui sont tous deux des facteurs de risque pour le développement du diabète de type 2, des maladies cardiovasculaires et d'autres problèmes de santé.

Il est important de souligner que ces mécanismes ne se limitent pas seulement aux personnes obèses, mais peuvent également se produire chez des individus en surpoids ou même chez des personnes avec un poids corporel normal, mais ayant une alimentation déséquilibrée et une exposition prolongée à des niveaux élevés de glucose.

Cet exemple démontre comment les niveaux élevés de glucose peuvent déclencher une réponse inflammatoire dans le corps, mettant en évidence l'importance de maintenir un équilibre sain du glucose pour prévenir l'inflammation chronique et favoriser une meilleure santé.

Il est donc essentiel de maintenir des niveaux de glucose sains dans le corps pour prévenir l'inflammation chronique. Cela peut être réalisé en adoptant une alimentation équilibrée, pauvre en sucres ajoutés et en glucides raffinés, et en favorisant l'activité physique régulière. De plus, il est important de maintenir un poids santé, de contrôler le stress et de gérer les conditions sous-jacentes telles que la résistance à l'insuline.

En comprenant ces mécanismes et en prenant des mesures pour maintenir un équilibre sain du glucose, nous pouvons réduire le risque d'inflammation chronique et promouvoir une meilleure santé et un bien-être global.

Le glucose peut influencer l'inflammation de plusieurs façons. Premièrement, des niveaux élevés de glucose peuvent augmenter la production de molécules pro-inflammatoires, telles que les cytokines, dans notre corps. Ces molécules peuvent déclencher une réponse inflammatoire et contribuer à l'apparition de maladies inflammatoires chroniques, telles que les maladies cardiovasculaires, le diabète de type 2 et l'obésité.

Deuxièmement, le glucose peut également influencer les processus métaboliques, tels que le métabolisme des lipides et des glucides. Une perturbation du métabolisme des lipides peut entraîner une accumulation de graisse dans le foie et d'autres tissus, ce qui peut déclencher une inflammation. De plus, des niveaux élevés de glucose peuvent perturber l'équilibre entre la production et l'élimination des radicaux libres, ce qui peut entraîner un stress oxydatif et une inflammation cellulaire.

Il est donc crucial de maintenir un équilibre glycémique sain pour minimiser l'inflammation et promouvoir une santé optimale. Cela peut être réalisé par une alimentation équilibrée, riche en aliments à faible indice glycémique et en fibres, qui permettent une libération plus lente du glucose dans le sang. L'activité physique régulière, la gestion du stress et le maintien d'un poids santé sont également importants pour maintenir un métabolisme équilibré et minimiser l'inflammation.

En comprenant l'influence du glucose sur l'inflammation et les processus métaboliques, vous pouvez prendre des décisions éclairées en matière d'alimentation et de mode de vie pour favoriser une meilleure régulation du glucose et une réduction de l'inflammation. Les chapitres suivants exploreront des stratégies spécifiques, telles que l'alimentation anti-inflammatoire, la gestion du stress et l'activité physique adaptée, pour vous aider à mettre ces connaissances en pratique et à améliorer votre bien-être global.

Chapitre 4 : L'inflammation chronique : conséquences et causes

- **Les effets néfastes de l'inflammation chronique sur la santé.**

Les effets néfastes de l'inflammation chronique sur la santé sont nombreux et peuvent avoir un impact significatif sur la qualité de vie d'une personne. L'inflammation persistante peut entraîner des altérations au niveau cellulaire, tissulaire et systémique, ce qui contribue au développement de diverses maladies chroniques. Voici quelques exemples concrets des effets néfastes de l'inflammation chronique :

Maladies cardiovasculaires : L'inflammation chronique peut endommager les parois des vaisseaux sanguins, favorisant la formation de plaques d'athérosclérose. Ces plaques peuvent obstruer les artères, entraînant des problèmes cardiovasculaires tels que les maladies coronariennes, les crises cardiaques et les accidents vasculaires cérébraux. Par exemple, une personne atteinte d'une inflammation chronique à long terme peut présenter un risque accru de développer une maladie cardiaque, même en l'absence de facteurs de risque traditionnels tels que le tabagisme ou l'hypercholestérolémie.

Diabète de type 2 : L'inflammation chronique peut perturber la fonction des cellules bêta du pancréas, responsables de la production d'insuline. Cela peut entraîner une résistance à l'insuline, une condition dans laquelle les cellules deviennent moins sensibles à l'action de l'insuline, ce qui conduit à une augmentation des niveaux de glucose dans le sang. Avec le temps, cela peut progresser vers le diabète de type 2, une maladie chronique caractérisée par des niveaux élevés de glucose sanguin. Par exemple, une personne souffrant d'inflammation chronique prolongée peut présenter un risque accru de développer un diabète de type 2, même en l'absence d'autres facteurs de risque tels que l'obésité ou l'hérédité.

Maladies auto-immunes : L'inflammation chronique peut perturber l'équilibre du système immunitaire et contribuer au développement de maladies auto-immunes. Dans ces conditions, le système immunitaire attaque les tissus sains du corps, provoquant une inflammation chronique dans les organes et les systèmes affectés. Par exemple, la polyarthrite rhumatoïde est une maladie auto-immune caractérisée par une inflammation chronique des articulations, provoquant douleur, raideur et déformation articulaire.

Maladies neurodégénératives : L'inflammation chronique peut jouer un rôle dans la progression des maladies neurodégénératives, telles que la maladie d'Alzheimer et la maladie de Parkinson. L'inflammation peut endommager les cellules nerveuses et favoriser la formation de plaques amyloïdes et de dépôts de protéines anormales dans le cerveau. Par exemple, une inflammation chronique à long terme peut contribuer à l'aggravation des symptômes de la maladie d'Alzheimer, tels que la perte de mémoire et les problèmes cognitifs.

Cancer : L'inflammation chronique peut favoriser la progression du cancer en créant un environnement favorable à la croissance des cellules cancéreuses.

En effet, lorsque l'inflammation persiste dans le corps pendant de longues périodes, elle peut créer un environnement favorable à la croissance et à la propagation des cellules cancéreuses. Un exemple concret de cette relation entre l'inflammation chronique et le cancer est observé dans le cas du cancer du foie.

Le cancer du foie est souvent associé à une inflammation chronique causée par des facteurs tels que l'hépatite virale, la consommation excessive d'alcool ou une maladie hépatique chronique. L'inflammation prolongée dans le foie peut entraîner des lésions tissulaires et une réponse immunitaire continue qui favorise la prolifération des cellules cancéreuses.

Dans ce contexte, l'inflammation chronique peut contribuer à la transformation des cellules hépatiques normales en cellules cancéreuses. L'inflammation peut activer des voies de signalisation cellulaires qui stimulent la croissance et la survie des cellules cancéreuses, tout en inhibant les mécanismes de mort cellulaire programmée (apoptose). De plus, l'inflammation peut favoriser la formation de nouveaux vaisseaux sanguins (angiogenèse) qui nourrissent les tumeurs et favorisent leur croissance.

Il est important de noter que l'inflammation chronique peut également rendre les cellules cancéreuses plus résistantes aux traitements, tels que la chimiothérapie et la radiothérapie. L'inflammation peut modifier l'environnement tumoral, favorisant la résistance des cellules cancéreuses aux agents thérapeutiques et diminuant ainsi l'efficacité des traitements.

Cet exemple concret du cancer du foie illustre l'impact néfaste de l'inflammation chronique sur la progression du cancer. Cependant, il est important de souligner que l'inflammation chronique peut également être un facteur de risque pour d'autres types de cancer, tels que le cancer du côlon, du sein et du poumon.

Comprendre le lien entre l'inflammation chronique et le cancer est crucial pour le développement de nouvelles stratégies de prévention et de traitement. Il est essentiel de prendre des mesures pour réduire l'inflammation chronique dans le corps, en adoptant un mode de vie sain, en évitant les facteurs de risque connus et en suivant les recommandations médicales appropriées. Cela peut contribuer à réduire le risque de développement et de progression du cancer, ainsi que d'autres maladies chroniques liées à l'inflammation.

- **Les facteurs qui contribuent à l'inflammation chronique, y compris le rôle du glucose.**

Dans le cadre de l'inflammation chronique, plusieurs facteurs peuvent contribuer à son développement et à son maintien dans notre corps. L'un de ces facteurs clés est le glucose, qui joue un rôle important dans le déclenchement et l'entretien de l'inflammation chronique.

Lorsque nous consommons des aliments riches en glucides, ils sont décomposés en glucose dans notre système digestif. Ce glucose est ensuite absorbé par notre sang et transporte dans nos cellules pour être utilisé comme source d'énergie. Cependant, des niveaux élevés de glucose dans le sang, souvent associés à une alimentation riche en sucres et en glucides raffinés, peuvent déclencher une cascade d'événements inflammatoires dans notre corps.

Le glucose en excès peut stimuler la production de molécules pro-inflammatoires, telles que les cytokines et les médiateurs inflammatoires. Ces molécules sont responsables de l'activation du système immunitaire et de l'amplification de la réponse inflammatoire. Une exposition prolongée à des niveaux élevés de glucose peut entraîner une inflammation chronique persistante, qui est associée à de nombreux problèmes de santé.

De plus, une surconsommation de glucose peut entraîner une résistance à l'insuline, une condition dans laquelle les cellules deviennent moins réceptives à l'action de l'insuline, l'hormone responsable de l'absorption du glucose par les cellules. La résistance à l'insuline peut conduire à une augmentation des niveaux de glucose dans le sang, ce qui favorise l'inflammation chronique.

Imaginons une personne qui travaille dans un environnement industriel où elle est exposée à des produits chimiques toxiques régulièrement. Ces produits chimiques peuvent être présents dans l'air qu'elle respire ou en contact avec sa peau. Certains de ces produits chimiques ont été associés à une perturbation du métabolisme du glucose et à une résistance à l'insuline.

L'exposition chronique à ces produits chimiques peut entraîner une inflammation persistante dans le corps de cette personne. L'inflammation chronique peut interférer avec la capacité normale de l'organisme à réguler le glucose et à répondre efficacement à l'insuline.

En conséquence, cette personne peut développer une résistance à l'insuline, ce qui entraîne une augmentation des niveaux de glucose dans le sang. Cette situation crée un cercle vicieux où l'inflammation chronique contribue à la résistance à l'insuline, qui à son tour aggrave l'inflammation.

Cela peut entraîner des conséquences potentielles sur la santé de cette personne. Par exemple, elle peut développer un prédiabète ou un diabète de type 2 en raison de l'incapacité de son corps à réguler efficacement les niveaux de glucose. De plus, l'inflammation chronique peut augmenter le risque de développer d'autres troubles métaboliques, tels que des troubles lipidiques et des maladies cardiovasculaires.

Il est important de souligner que chaque personne réagit différemment à l'exposition aux produits chimiques et à l'inflammation chronique. Certains individus peuvent être plus sensibles aux effets néfastes de ces produits chimiques, tandis que d'autres peuvent être plus résistants.

La prise de mesures préventives est essentielle dans de tels cas. Cela peut inclure la mise en place de mesures de protection au travail, telles que le port d'équipement de protection individuelle approprié, ainsi que des contrôles et des réglementations strictes concernant l'utilisation de produits chimiques toxiques.

De plus, adopter une alimentation équilibrée et riche en antioxydants, qui aident à réduire l'inflammation, peut être bénéfique. La pratique régulière d'exercice physique et la gestion du stress peuvent également contribuer à atténuer les effets néfastes de l'inflammation chronique.

En comprenant comment l'exposition à des produits chimiques toxiques et l'inflammation chronique peuvent perturber le métabolisme du glucose et favoriser la résistance à l'insuline, il devient possible de prendre des mesures proactives pour minimiser les risques potentiels sur la santé.

Il est donc important de souligner que le rôle du glucose dans l'inflammation chronique est étroitement lié à d'autres facteurs, tels que l'obésité, le stress oxydatif et la dysfonction mitochondriale. Ces facteurs interagissent et se renforcent mutuellement, créant un environnement propice à l'inflammation chronique.

Pour réduire l'inflammation chronique associée au glucose, il est essentiel d'adopter une approche globale. Cela comprend une alimentation équilibrée, riche en aliments à faible indice glycémique tels que les légumes, les fruits, les céréales complètes et les protéines maigres. Limiter la consommation de sucres ajoutés, de glucides raffinés et d'aliments transformés peut également aider à maintenir les niveaux de glucose dans une fourchette saine.

L'activité physique régulière est également importante pour maintenir une sensibilité à l'insuline adéquate et favoriser le métabolisme du glucose. De plus, la gestion du stress, le maintien d'un poids santé et la prise en compte d'autres facteurs liés à l'inflammation chronique, tels que le sommeil de qualité et l'exposition à des toxines environnementales, peuvent contribuer à réduire l'inflammation globale dans le corps.

En comprenant le rôle du glucose dans l'inflammation chronique et en prenant des mesures pour maintenir un équilibre glycémique sain, nous pouvons influencer positivement notre santé et réduire les risques associés à l'inflammation chronique. En adoptant une alimentation équilibrée, en favorisant l'activité physique régulière, en gérant le stress et en adoptant d'autres modes de vie sains, nous pouvons prévenir et atténuer l'inflammation chronique dans notre corps.

De plus, il est essentiel de consulter un professionnel de la santé ou un nutritionniste pour obtenir des conseils personnalisés sur la gestion du glucose et de l'inflammation chronique, en fonction de notre situation individuelle. Ensemble, en développant une compréhension approfondie de l'interaction entre le glucose et l'inflammation, et en prenant des mesures concrètes pour favoriser un équilibre sain, nous pouvons optimiser notre bien-être et notre qualité de vie.

Rejoignez-nous dans les prochains chapitres, où nous explorerons davantage les stratégies pratiques pour maintenir un équilibre glycémique optimal et atténuer l'inflammation chronique, afin de vivre une vie pleine de vitalité et de santé.

Chapitre 5 : Les liens entre alimentation, glucose et inflammation

Les liens entre l'alimentation, le glucose et l'inflammation sont étroitement interconnectés. Les choix alimentaires que nous faisons peuvent avoir un impact significatif sur les niveaux de glucose dans notre corps et sur le déclenchement ou la réduction de l'inflammation.

Une alimentation riche en sucres simples et en glucides raffinés, tels que les sodas, les bonbons, les pâtisseries et les aliments transformés, peut entraîner une augmentation rapide des niveaux de glucose dans le sang. Ces pics de glucose peuvent provoquer une réponse inflammatoire dans l'organisme.

Lorsque nous consommons des aliments riches en sucres et en glucides raffinés, notre corps digère ces aliments plus rapidement, ce qui entraîne une augmentation rapide de la glycémie. En réponse, notre pancréas libère de l'insuline pour faciliter l'absorption du glucose par les cellules. Cependant, une consommation excessive de ces aliments peut entraîner une résistance à l'insuline, où les cellules deviennent moins réceptives à l'action de l'insuline. Cela conduit à une augmentation des niveaux de glucose dans le sang et à une inflammation chronique.

D'autre part, une alimentation équilibrée, comprenant des aliments riches en fibres, en protéines de qualité, en acides gras oméga-3 et en antioxydants, peut aider à maintenir des niveaux de glucose stables et à réduire l'inflammation.

Les fibres alimentaires, présentes dans les fruits, les légumes, les grains entiers et les légumineuses, ralentissent la digestion des glucides et la libération de glucose dans le sang. Cela contribue à éviter les pics de glucose et à favoriser une libération plus lente et régulière de glucose, ce qui réduit le stress sur le pancréas et les risques d'inflammation.

Les protéines de qualité, telles que celles présentes dans les légumes, les légumineuses, les noix, les graines, les œufs, la viande maigre et les produits laitiers faibles en gras, aident à maintenir la satiété et à stabiliser les niveaux de glucose. Elles peuvent également aider à réparer les tissus endommagés et à renforcer le système immunitaire, réduisant ainsi le risque d'inflammation chronique.

Les acides gras oméga-3, présents dans les poissons gras tels que le saumon, le thon et les sardines, ainsi que dans les noix, les graines de lin et l'huile de lin, ont des propriétés anti-inflammatoires. Ils peuvent aider à réduire l'inflammation dans le corps et à maintenir un équilibre sain.

Les antioxydants, présents dans les fruits et légumes colorés, les baies, les herbes et les épices, peuvent également jouer un rôle clé dans la réduction de l'inflammation. Ils aident à neutraliser les radicaux libres, qui sont des molécules instables pouvant endommager les cellules et déclencher une inflammation.

D'une façon inattendue, considérons également l'impact de l'alimentation sur le microbiote intestinal et son lien avec le glucose et l'inflammation. Notre intestin abrite des milliards de micro-organismes, collectivement appelés microbiote intestinal, qui jouent un rôle essentiel dans notre santé globale.

L'alimentation influence directement la composition du microbiote intestinal. Une alimentation riche en sucres simples et en glucides raffinés favorise la croissance de certaines bactéries pathogènes et réduit la diversité du microbiote. Cela peut entraîner une altération de la barrière intestinale, permettant ainsi la translocation de bactéries et de produits inflammatoires dans le corps, déclenchant ainsi une réaction inflammatoire systémique.

D'autre part, une alimentation riche en fibres alimentaires, en prébiotiques (substances favorisant la croissance des bonnes bactéries) et en aliments fermentés nourrit les bonnes bactéries intestinales. Ces bactéries bénéfiques produisent des composés anti-inflammatoires et renforcent la barrière intestinale, réduisant ainsi l'inflammation dans le corps.

Un exemple concret illustrant ce lien est celui de Laura, une femme qui a souffert d'une inflammation chronique et d'une résistance à l'insuline. Elle avait l'habitude de consommer régulièrement des aliments riches en sucres et en glucides raffinés. Cela a entraîné une perturbation de son microbiote intestinal, avec une augmentation des bactéries inflammatoires et une diminution des bactéries bénéfiques.

Après avoir consulté un nutritionniste, Laura a apporté des changements à son alimentation. Elle a réduit sa consommation de sucres simples et de glucides raffinés, et a augmenté sa consommation de légumes, de fruits, de grains entiers et d'aliments fermentés tels que le yaourt probiotique. Ces changements ont favorisé la croissance des bonnes bactéries dans son intestin, renforcé sa barrière intestinale et réduit l'inflammation dans son corps.

Au fil du temps, les niveaux de glucose dans le sang de Laura sont devenus plus stables, sa résistance à l'insuline a diminué et elle a constaté une réduction des symptômes inflammatoires tels que la douleur et l'enflure articulaires. Son exemple met en évidence l'importance de l'alimentation dans la modulation de l'inflammation à travers le microbiote intestinal.

En conclusion, notre alimentation joue un rôle crucial dans la régulation du glucose et l'inflammation. Des choix alimentaires équilibrés, axés sur des aliments riches en fibres, en protéines de qualité, en acides gras oméga-3 et en antioxydants, ainsi que la promotion d'un microbiote intestinal sain, peuvent contribuer à maintenir des niveaux de glucose stables, à réduire l'inflammation et à favoriser une santé optimale.

- **L'impact de l'alimentation sur le niveau de glucose et l'inflammation.**

L'alimentation joue un rôle essentiel dans la régulation du niveau de glucose dans le sang et l'inflammation. Les choix alimentaires que nous faisons peuvent avoir un impact significatif sur ces deux aspects de notre santé.

Prenons l'exemple de Maxime, un homme qui avait des niveaux élevés de glucose dans le sang et souffrait d'une inflammation chronique. Son alimentation était riche en aliments transformés, riches en sucres ajoutés et en glucides raffinés. Ces aliments sont rapidement digérés et entraînent une augmentation rapide de la glycémie, suivie d'une sécrétion élevée d'insuline pour réguler le glucose.

En travaillant avec un nutritionniste, Maxime a modifié son régime alimentaire pour inclure des aliments à faible indice glycémique tels que les légumes, les fruits, les grains entiers, les légumineuses et les sources de protéines maigres. Ces aliments sont digérés plus lentement, entraînant une libération progressive de glucose dans le sang, évitant ainsi les fluctuations brusques de la glycémie.

En intégrant des aliments riches en fibres, Maxime a également amélioré sa sensibilité à l'insuline. Les fibres alimentaires ralentissent l'absorption du glucose et favorisent la satiété, ce qui contribue à maintenir des niveaux de glucose stables dans le sang. En conséquence, Maxime a constaté une diminution de ses niveaux de glucose et une amélioration de sa résistance à l'insuline.

De plus, l'alimentation de Maxime comprenait des aliments anti-inflammatoires tels que les légumes à feuilles vertes, les baies, les noix et les poissons gras riches en acides gras oméga-3. Ces aliments sont riches en antioxydants et en acides gras bénéfiques, qui aident à réduire l'inflammation dans le corps.

Au fil du temps, Maxime a constaté une amélioration significative de son profil glycémique et une réduction des marqueurs inflammatoires dans son organisme. Il a ressenti moins de douleurs articulaires, une meilleure digestion et une augmentation de son niveau d'énergie global.

Cet exemple concret illustre comment une alimentation équilibrée, axée sur des aliments à faible indice glycémique, riches en fibres et en nutriments anti-inflammatoires, peut avoir un impact positif sur le niveau de glucose dans le sang et l'inflammation. Il met en évidence l'importance de faire des choix alimentaires sains et adaptés à nos besoins individuels pour maintenir une santé optimale.

En conclusion, l'alimentation joue un rôle crucial dans la régulation du niveau de glucose dans le sang et l'inflammation. En privilégiant une alimentation équilibrée, riche en aliments à faible indice glycémique, en fibres et en nutriments anti-inflammatoires, nous pouvons maintenir des niveaux de glucose stables, réduire l'inflammation et favoriser une santé optimale.

Voici quelques exemples d'aliments que Maxime a inclus dans son régime alimentaire pour aider à réguler son niveau de glucose et réduire l'inflammation :

Légumes à feuilles vertes : Maxime a ajouté des épinards, du chou frisé, de la roquette et de la bette à carde à son alimentation. Ces légumes sont riches en antioxydants, en fibres et en vitamines, et ont un faible indice glycémique.

Baies : Les baies telles que les framboises, les mûres et les myrtilles sont riches en antioxydants et en fibres. Maxime les a incorporées dans ses collations ou les a ajoutées à ses smoothies pour obtenir une dose d'éléments nutritifs anti-inflammatoires.

Grains entiers : Maxime a préféré les grains entiers tels que le quinoa, le riz brun, l'avoine et le sarrasin par rapport aux produits céréaliers raffinés. Ces grains entiers fournissent des fibres, des vitamines et des minéraux essentiels, et ont un impact plus lent sur la glycémie.

Poissons gras : Maxime a inclus des poissons gras comme le saumon, le maquereau et les sardines dans son alimentation. Ces poissons sont riches en acides gras oméga-3, qui ont des propriétés anti-inflammatoires bénéfiques.

Noix et graines : Maxime a ajouté des amandes, des noix de cajou, des graines de chia et des graines de lin à son régime alimentaire. Ces aliments sont riches en acides gras monoinsaturés, en fibres et en antioxydants, et peuvent aider à réduire l'inflammation.

Légumineuses : Les légumineuses comme les lentilles, les haricots noirs et les pois chiches sont des sources de protéines végétales riches en fibres. Maxime les a utilisées comme substituts de viande dans ses repas pour ajouter des nutriments tout en réduisant l'apport en graisses saturées.

En incorporant ces aliments dans son régime alimentaire, Maxime a pu bénéficier de leurs propriétés anti-inflammatoires et de leur impact modéré sur la glycémie. Cependant, il est important de noter que chaque individu est unique et que les besoins nutritionnels peuvent varier. Il est donc recommandé de consulter un professionnel de la santé ou un nutritionniste pour obtenir des recommandations personnalisées en fonction de ses besoins spécifiques.

En conclusion, en incluant des aliments tels que les légumes à feuilles vertes, les baies, les grains entiers, les poissons gras, les noix et les graines, ainsi que les légumineuses, dans notre alimentation, nous pouvons aider à réguler le niveau de glucose dans le sang et réduire l'inflammation. Ces choix alimentaires sains offrent une variété de nutriments et d'antioxydants, contribuant ainsi à maintenir une bonne santé.

- **Les choix alimentaires pour réduire l'inflammation et maintenir un équilibre glycémique sain.**

Dans cette partie consacrée aux choix alimentaires pour réduire l'inflammation et maintenir un équilibre glycémique sain, nous allons explorer en détail les aliments spécifiques qui peuvent avoir un impact positif sur ces deux aspects de la santé.

Tout d'abord, les aliments riches en antioxydants jouent un rôle clé dans la réduction de l'inflammation. Les baies, comme les myrtilles et les framboises, sont particulièrement bénéfiques grâce à leur teneur élevée en antioxydants. Les légumes verts à feuilles, comme les épinards et le chou frisé, ainsi que les agrumes riches en vitamine C, comme les oranges et les pamplemousses, sont également des choix judicieux pour réduire l'inflammation.

Ensuite, les aliments riches en fibres sont essentiels pour maintenir un équilibre glycémique sain. Les légumes, les fruits, les légumineuses et les grains entiers sont d'excellentes sources de fibres alimentaires. Ils ralentissent l'absorption des glucides dans le corps, évitant ainsi les pics de glucose dans le sang et favorisant une stabilité glycémique.

Les graisses saines sont également importantes dans la régulation de l'inflammation et du glucose. Les avocats, les poissons gras comme le saumon et les sardines, ainsi que les noix et les graines, fournissent des acides gras oméga-3 bénéfiques qui aident à réduire l'inflammation et à maintenir un métabolisme équilibré.

Les épices et les herbes sont une autre catégorie d'aliments à considérer. Le curcuma, le gingembre, le romarin et le curcuma ont des propriétés anti-inflammatoires naturelles. Ils peuvent être utilisés dans la préparation des repas pour ajouter de la saveur tout en offrant des bienfaits pour la santé.

L'hydratation est également essentielle pour maintenir un équilibre glycémique sain et réduire l'inflammation. Boire suffisamment d'eau chaque jour est crucial pour soutenir le fonctionnement optimal du métabolisme et favoriser une bonne santé en général.

En intégrant ces choix alimentaires dans votre quotidien, vous pouvez influencer positivement votre bien-être. Des recettes délicieuses, des conseils de préparation des repas et des astuces pratiques seront présentés dans les prochains chapitres pour vous aider à mettre en pratique ces principes dans votre vie quotidienne.

En somme, en choisissant des aliments riches en antioxydants, en fibres, en graisses saines et en épices anti-inflammatoires, et en veillant à une hydratation adéquate, vous pouvez réduire l'inflammation et maintenir un équilibre glycémique sain. Ces choix alimentaires sont des piliers importants pour soutenir votre santé globale et votre bien-être.

Par ailleurs, les compléments alimentaires peuvent être utilisés pour compléter une alimentation déficiente en nutriments essentiels et soutenir la réduction de l'inflammation et le maintien d'un équilibre glycémique sain.

Lorsque notre alimentation ne parvient pas à fournir tous les nutriments dont notre corps a besoin, les compléments alimentaires peuvent être utilisés pour combler ces lacunes. Par exemple, si notre alimentation manque de certaines vitamines, minéraux ou acides gras essentiels, les compléments alimentaires peuvent fournir ces nutriments manquants de manière pratique et concentrée.

Certains compléments alimentaires spécifiques peuvent également aider à réduire l'inflammation. Par exemple, les oméga-3 sous forme de suppléments d'huile de poisson peuvent fournir une dose plus élevée d'acides gras oméga-3, qui ont des propriétés anti-inflammatoires. De même, certains antioxydants tels que la curcumine, le resvératrol et le quercétine sont disponibles sous forme de compléments alimentaires et peuvent aider à réduire l'inflammation.

Cependant, il est important de noter que les compléments alimentaires ne devraient pas être considérés comme une solution miracle et ne peuvent pas remplacer une alimentation équilibrée. Ils sont destinés à compléter une alimentation saine, pas à la remplacer.

Lors de l'utilisation de compléments alimentaires, il est essentiel de consulter un professionnel de la santé qualifié, comme un médecin ou un nutritionniste, pour obtenir des conseils personnalisés. Ils pourront évaluer vos besoins spécifiques, tenir compte de votre état de santé global et recommander les compléments appropriés.

En résumé, les compléments alimentaires peuvent être utilisés pour compléter une alimentation déficiente en nutriments essentiels et soutenir la réduction de l'inflammation et le maintien d'un équilibre glycémique sain. Cependant, il est important de les utiliser de manière avisée, en consultation avec un professionnel de la santé, et de se concentrer sur une alimentation équilibrée comme base fondamentale de notre santé.

Chapitre 6 : Stratégies pour maîtriser le duo glucose et inflammation

Dans ce chapitre consacré aux stratégies pour maîtriser le duo glucose et inflammation, nous allons explorer des conseils pratiques pour gérer le niveau de glucose dans le corps et réduire l'inflammation, afin de promouvoir un bien-être optimal.

Tout d'abord, il est important de surveiller sa consommation de glucides. Optez pour des glucides à indice glycémique bas, tels que les légumes non féculents, les grains entiers, les légumineuses et les fruits à faible teneur en sucre. Évitez les aliments transformés riches en sucres ajoutés et privilégiez les sources de glucides complexes qui sont digérées plus lentement, évitant ainsi les pics de glucose dans le sang.

La pratique régulière d'une activité physique est un autre élément clé pour maîtriser le duo glucose et inflammation. L'exercice régulier aide à réguler le niveau de glucose dans le sang en améliorant la sensibilité à l'insuline. Il contribue également à réduire l'inflammation en stimulant la libération de substances anti-inflammatoires naturelles dans le corps. Choisissez des activités qui vous plaisent, comme la marche, la course, le yoga ou la natation, et essayez de les intégrer dans votre routine quotidienne.

La gestion du stress joue également un rôle important dans la maîtrise du duo glucose et inflammation. Le stress chronique peut perturber l'équilibre hormonal et favoriser l'inflammation. Explorez des techniques de gestion du stress telles que la méditation, la respiration profonde, le yoga ou la thérapie cognitivo-comportementale pour vous aider à réduire le stress et à favoriser un équilibre glycémique sain.

L'importance d'un sommeil de qualité ne peut pas être sous-estimée. Un sommeil insuffisant ou de mauvaise qualité peut entraîner une perturbation du métabolisme du glucose et une augmentation de l'inflammation dans le corps. Veillez à avoir une routine de sommeil régulière, à créer un environnement propice au sommeil et à adopter des habitudes relaxantes avant de vous coucher.

La gestion du poids est également un aspect essentiel pour maîtriser le duo glucose et inflammation. Maintenir un poids santé grâce à une alimentation équilibrée et à une activité physique régulière peut contribuer à prévenir les déséquilibres glycémiques et à réduire l'inflammation dans le corps.

Enfin, il est important de consulter régulièrement un professionnel de santé pour évaluer votre état de santé global et surveiller votre taux de glucose sanguin. Ils pourront vous guider et vous conseiller sur les mesures spécifiques à prendre pour maîtriser le duo glucose et inflammation en fonction de votre situation individuelle.

En mettant en pratique ces conseils et en adoptant une approche holistique de la gestion du duo glucose et inflammation, vous serez en mesure de prendre les mesures nécessaires pour promouvoir un équilibre glycémique sain et réduire l'inflammation dans votre corps, améliorant ainsi votre bien-être général.

Restez avec nous pour découvrir le dernier chapitre, où nous aborderons des stratégies de maintien à long terme de ces pratiques bénéfiques et comment intégrer le duo glucose et inflammation dans votre vie quotidienne de manière durable et épanouissante. Vous découvrirez des astuces pratiques, des conseils personnalisés et des ressources pour vous aider à maintenir un équilibre glycémique sain et à réduire l'inflammation sur le long terme.

Nous vous invitons à poursuivre cette aventure avec nous et à mettre en pratique ces stratégies afin de transformer vos habitudes de vie et de cultiver un bien-être durable. Ensemble, nous explorerons des approches novatrices, des techniques éprouvées et des conseils d'experts pour vous guider dans votre parcours vers une meilleure santé et un équilibre glycémique optimal.

Nous sommes impatients de vous présenter ce dernier chapitre et de vous aider à intégrer les principes du duo glucose et inflammation dans votre quotidien, pour que vous puissiez vivre pleinement et en harmonie avec votre corps. Restez avec nous et préparez-vous à embrasser une nouvelle façon de prendre soin de vous, en mettant en pratique ces stratégies de maintien à long terme.

Ensemble, nous allons transformer votre bien-être et vous guider vers une vie plus saine, énergisante et équilibrée.

- **Des conseils pratiques pour gérer le niveau de glucose dans le corps et réduire l'inflammation.**

Voici des conseils pratiques pour gérer le niveau de glucose dans le corps et réduire l'inflammation :

1. Consommez des aliments à faible indice glycémique : Les aliments à faible indice glycémique sont digérés et absorbés plus lentement, ce qui entraîne une libération plus lente de glucose dans le sang. Ils aident à maintenir des niveaux de glucose stables et à éviter les pics soudains de glycémie. Parmi ces aliments, on retrouve les légumes verts à feuilles, les légumineuses, les grains entiers, les fruits frais, les noix et les graines.

2. Augmentez votre consommation d'antioxydants : Les antioxydants sont des composés présents dans de nombreux aliments tels que les fruits et légumes colorés, les baies, les agrumes, les noix et les graines. Ils aident à réduire l'inflammation en neutralisant les radicaux libres, qui sont des molécules instables pouvant endommager les cellules et favoriser l'inflammation. Essayez d'inclure une variété

d'aliments riches en antioxydants dans votre alimentation quotidienne.

3. Optez pour des graisses saines : Les graisses saines, telles que les acides gras oméga-3 présents dans les poissons gras (saumon, sardines, maquereau) et les sources végétales comme les noix et les graines de lin, ont des propriétés anti-inflammatoires. Elles peuvent aider à réduire l'inflammation et à maintenir un équilibre sain. Évitez les graisses saturées et trans, présentes dans les aliments transformés et frits, car elles peuvent favoriser l'inflammation.

4. Limitez la consommation d'aliments transformés et riches en sucre : Les aliments transformés et riches en sucre ajouté sont souvent associés à une augmentation de l'inflammation et des niveaux de glucose élevés. Limitez la consommation d'aliments tels que les boissons sucrées, les bonbons, les pâtisseries et les aliments frits. Optez plutôt pour des aliments frais et non transformés.

5. Intégrez des aliments anti-inflammatoires : Certains aliments ont des propriétés anti-inflammatoires naturelles. Parmi ceux-ci, on retrouve le curcuma, le gingembre, l'ail, les légumes verts à feuilles (épinards, kale), les baies, les légumineuses, les avocats et les graines de chia. Essayez d'ajouter ces aliments à votre alimentation régulière pour aider à réduire l'inflammation.

6. Gérez votre poids corporel : Maintenir un poids santé est important pour maintenir un équilibre glycémique sain et réduire l'inflammation. L'excès de poids et l'obésité sont associés à une inflammation chronique et à des dysfonctionnements métaboliques. Adoptez un mode de vie actif, suivez une alimentation équilibrée et

consultez un professionnel de la santé pour obtenir des conseils spécifiques sur la gestion du poids.

Voici quelques exemples inattendus et moins connus pour gérer le niveau de glucose dans le corps et réduire l'inflammation :

1. Pratiquez le jeûne intermittent : Le jeûne intermittent est une pratique consistant à alterner des périodes de jeûne avec des périodes de repas. Il peut aider à réguler les niveaux de glucose dans le corps et à réduire l'inflammation. Par exemple, la méthode du jeûne 16/8 consiste à jeûner pendant 16 heures et à manger tous les repas dans une fenêtre de 8 heures.

2. Consommez des prébiotiques et des probiotiques : Les prébiotiques sont des fibres alimentaires non digestibles présentes dans certains aliments, comme les oignons, l'ail, les poireaux et les bananes. Ils favorisent la croissance des bonnes bactéries dans l'intestin, ce qui peut réduire l'inflammation. Les probiotiques, quant à eux, sont des micro-organismes vivants présents dans certains aliments fermentés, tels que le yaourt et la choucroute, qui peuvent également aider à maintenir un équilibre intestinal sain.

3. Pratiquez des techniques de gestion du stress : Le stress chronique peut augmenter les niveaux de glucose dans le sang et favoriser l'inflammation. L'apprentissage de techniques de gestion du stress, telles que la méditation, la respiration profonde, le yoga ou la pratique d'activités relaxantes, peut aider à réduire l'inflammation. Trouvez ce qui fonctionne le mieux pour vous et intégrez ces pratiques dans votre routine quotidienne.

4. Intégrez des aliments riches en quercétine : La quercétine est un flavonoïde présent dans certains

aliments, comme les oignons rouges, les pommes, les baies, le thé vert et le brocoli. Elle a des propriétés anti-inflammatoires et peut aider à réduire les niveaux de glucose dans le sang. Essayez d'inclure régulièrement ces aliments dans votre alimentation pour bénéficier de leurs bienfaits.

5. Expérimentez avec des épices anti-inflammatoires : Certaines épices, telles que le curcuma, le gingembre, le cumin et la cannelle, ont des propriétés anti-inflammatoires. Elles peuvent être ajoutées à vos plats pour augmenter leur valeur nutritive et réduire l'inflammation. Par exemple, saupoudrez du curcuma dans vos soupes ou ajoutez du gingembre frais à vos smoothies.

Il est important de noter que ces exemples ne doivent pas remplacer les conseils médicaux et que chaque individu peut réagir différemment. Si vous avez des préoccupations spécifiques liées à votre santé, il est recommandé de consulter un professionnel de la santé qualifié.

- **L'importance de l'exercice physique, du sommeil et du stress dans la régulation du glucose et de l'inflammation.**

Dans cette dernière partie de ce chapitre, nous explorerons l'importance cruciale de trois éléments clés pour maintenir un équilibre glycémique sain et réduire l'inflammation : l'exercice physique, le sommeil et la gestion du stress. Ces aspects souvent négligés de notre vie quotidienne jouent un rôle significatif dans la régulation du glucose et de l'inflammation.

Tout d'abord, nous aborderons l'exercice physique et son impact sur le métabolisme du glucose et la modulation de l'inflammation. Vous découvrirez comment l'activité physique régulière peut améliorer la sensibilité à l'insuline, favoriser le transport du glucose dans les cellules et réduire le niveau d'inflammation dans l'organisme. Nous vous présenterons différentes formes d'exercice, des conseils pour les intégrer à votre routine quotidienne et les bienfaits spécifiques qu'ils procurent en termes de régulation du glucose et de réduction de l'inflammation.

L'exercice physique joue un rôle crucial dans la gestion du métabolisme du glucose et la modulation de l'inflammation. En adoptant une routine d'activité physique régulière, vous pouvez améliorer la sensibilité à l'insuline, favoriser le transport du glucose dans les cellules et réduire le niveau d'inflammation dans votre organisme.

L'exercice a été démontré comme étant bénéfique pour maintenir des niveaux de glucose stables dans le sang. Lorsque vous vous engagez dans une activité physique, vos muscles ont besoin d'énergie pour fonctionner. Cette demande accrue d'énergie conduit à une augmentation de l'utilisation du glucose par les cellules musculaires, ce qui favorise sa régulation dans le corps. De plus, l'exercice stimule la production d'enzymes responsables de l'absorption du glucose par les cellules, améliorant ainsi la sensibilité à l'insuline.

En ce qui concerne l'inflammation, l'exercice régulier a été associé à une réduction de l'inflammation chronique. Lorsque vous vous entraînez, votre corps produit des cytokines anti-inflammatoires, qui aident à réguler la réponse inflammatoire de l'organisme. De plus, l'exercice régulier peut réduire la production de cytokines pro-inflammatoires, contribuant ainsi à diminuer l'inflammation.

Il existe différentes formes d'exercice qui peuvent être bénéfiques pour la régulation du glucose et la réduction de l'inflammation. L'entraînement d'endurance, tel que la course à pied, la natation ou le cyclisme, est connu pour améliorer la sensibilité à l'insuline et favoriser la régulation du glucose. L'entraînement en force, impliquant des exercices de résistance, peut également jouer un rôle important en augmentant la masse musculaire et en améliorant la régulation du glucose.

Intégrer l'exercice à votre routine quotidienne peut sembler intimidant, mais cela peut être fait progressivement. Commencez par des activités légères telles que la marche ou le jardinage, puis augmentez progressivement l'intensité et la durée de l'exercice. Trouvez des activités qui vous plaisent et que vous pouvez pratiquer régulièrement, car la constance est la clé pour obtenir des bienfaits durables.

En conclusion, l'exercice physique régulier peut avoir un impact significatif sur le métabolisme du glucose et la modulation de l'inflammation. En intégrant l'exercice dans votre vie quotidienne, vous pouvez améliorer la sensibilité à l'insuline, favoriser le transport du glucose dans les cellules et réduire l'inflammation. N'oubliez pas de consulter un professionnel de la santé avant de commencer tout programme d'exercice, en particulier si vous avez des conditions médicales préexistantes.

Nous allons à présent nous pencher sur l'importance du sommeil dans la gestion du glucose et de l'inflammation. Vous découvrirez comment un sommeil de qualité et en quantité suffisante favorise une régulation adéquate du glucose et diminue l'inflammation systémique. Nous discuterons des bonnes pratiques pour améliorer votre sommeil, y compris l'adoption d'une routine de sommeil régulière, la création d'un environnement propice au repos et des techniques de relaxation pour favoriser un sommeil réparateur. Vous comprendrez également les conséquences d'un sommeil insuffisant ou perturbé sur l'équilibre glycémique et l'inflammation.

Le sommeil joue un rôle essentiel dans la gestion du glucose et de l'inflammation. Un sommeil de qualité et en quantité suffisante favorise une régulation adéquate du glucose dans le corps et diminue l'inflammation systémique. Comprendre l'importance du sommeil et adopter de bonnes pratiques peut donc avoir un impact significatif sur votre équilibre glycémique et la réduction de l'inflammation.

Lorsque nous dormons, notre corps effectue plusieurs processus de régulation et de réparation. L'un de ces processus est la régulation du glucose. Un sommeil suffisant permet de maintenir des niveaux de glucose stables dans le sang en favorisant une sensibilité optimale à l'insuline. Lorsque nous manquons de sommeil, notre corps devient moins réceptif à l'insuline, ce qui peut entraîner une augmentation des niveaux de glucose dans le sang et une perturbation de l'équilibre glycémique.

De plus, le sommeil de qualité contribue à la diminution de l'inflammation systémique dans le corps. Pendant le sommeil, notre système immunitaire produit des cytokines anti-inflammatoires qui aident à réguler la réponse inflammatoire de l'organisme. Un sommeil insuffisant ou perturbé peut entraîner une production excessive de cytokines pro-inflammatoires, favorisant ainsi l'inflammation chronique.

Pour améliorer votre sommeil, il est recommandé d'adopter une routine de sommeil régulière en vous couchant et en vous réveillant à des heures fixes. Cela aide à réguler votre horloge biologique interne et favorise une meilleure qualité de sommeil. Créer un environnement propice au repos est également important. Assurez-vous que votre chambre est sombre, calme et confortable, avec une température adéquate. Limitez également l'exposition aux écrans avant le coucher, car la lumière bleue émise par les appareils électroniques peut perturber votre cycle de sommeil.

Pour favoriser un sommeil réparateur, vous pouvez utiliser des techniques de relaxation telles que la méditation, la respiration profonde ou le yoga. Ces pratiques aident à apaiser l'esprit, réduire le stress et favoriser la détente, ce qui facilite l'endormissement et améliore la qualité du sommeil.

Il est important de comprendre les conséquences d'un sommeil insuffisant ou perturbé sur l'équilibre glycémique et l'inflammation. Le manque de sommeil peut entraîner une résistance à l'insuline, une augmentation des niveaux de glucose dans le sang et une augmentation de l'inflammation chronique. Cela peut contribuer au développement de maladies métaboliques telles que le diabète de type 2, ainsi qu'à un risque accru de maladies inflammatoires chroniques.

En conclusion, accorder une attention particulière à votre sommeil est essentiel pour maintenir un équilibre glycémique sain et réduire l'inflammation. Adopter de bonnes pratiques de sommeil, telles qu'une routine régulière, un environnement propice au repos et des techniques de relaxation, peut vous aider à adopter de bonnes pratiques de sommeil, telles qu'une routine régulière, un environnement propice au repos et des techniques de relaxation, peut vous aider à améliorer la qualité de votre sommeil, favoriser une régulation adéquate du glucose dans votre corps et réduire l'inflammation. En prenant soin de votre sommeil, vous pouvez contribuer à maintenir votre équilibre glycémique, prévenir les déséquilibres métaboliques et réduire les risques de maladies associées à l'inflammation chronique. N'oubliez pas que chaque nuit de sommeil compte pour votre santé globale et votre bien-être.

Enfin, nous allons aborder la gestion du stress et son impact sur la régulation du glucose et de l'inflammation. Le stress chronique peut perturber l'équilibre hormonal, augmenter le niveau de glucose dans le sang et favoriser l'inflammation.

Nous vous présenterons des stratégies pratiques pour réduire le stress au quotidien, telles que la méditation, la respiration profonde, la pratique de techniques de relaxation et l'adoption d'une approche globale de gestion du stress. Vous apprendrez comment ces pratiques peuvent influencer positivement votre équilibre glycémique et votre réponse inflammatoire.

La gestion du stress et son impact sur la régulation du glucose et de l'inflammation. Le stress chronique peut entraîner des conséquences néfastes sur notre équilibre métabolique, augmenter les niveaux de glucose dans le sang et favoriser l'inflammation dans notre corps.

Lorsque nous sommes confrontés à des situations stressantes, notre corps libère des hormones telles que le cortisol, qui peut influencer négativement notre régulation du glucose. Le cortisol peut augmenter la production de glucose par le foie, ce qui peut entraîner une élévation des niveaux de glucose dans le sang.

De plus, le stress chronique peut également activer des voies de signalisation inflammatoires dans notre corps, augmentant ainsi le risque d'inflammation chronique. Les cytokines inflammatoires peuvent être libérées en réponse au stress, contribuant ainsi à une réponse inflammatoire accrue dans notre organisme.

Pour réduire le stress et ses effets néfastes sur la régulation du glucose et de l'inflammation, il est essentiel d'adopter des stratégies pratiques de gestion du stress. La méditation, la respiration profonde, la pratique de techniques de relaxation comme le yoga ou le tai-chi, ainsi que l'adoption d'une approche globale de gestion du stress, telle que la planification de temps de repos et de loisirs, peuvent tous jouer un rôle important.

En intégrant ces pratiques dans votre routine quotidienne, vous pouvez réduire votre niveau de stress, améliorer votre équilibre glycémique et réduire l'inflammation dans votre corps. Il est important de prendre conscience de l'impact du stress sur votre santé globale et de mettre en place des stratégies efficaces pour le gérer de manière proactive.

Prenons l'exemple de Sarah, une professionnelle qui travaille dans un environnement stressant. Elle se sent souvent submergée par les responsabilités professionnelles et les délais serrés. En conséquence, elle ressent une augmentation du stress et cela commence à affecter son équilibre glycémique et son niveau d'inflammation.

Sarah décide de mettre en place des stratégies de gestion du stress dans sa vie quotidienne. Chaque matin, elle dédie 10 minutes à la méditation avant de commencer sa journée de travail. Elle utilise une application de méditation guidée pour se détendre et se recentrer. Pendant sa pause déjeuner, elle pratique des exercices de respiration profonde pour libérer les tensions accumulées et favoriser la relaxation.

De plus, Sarah intègre des activités de détente dans son emploi du temps. Elle réserve du temps pour des promenades en plein air, des séances de yoga ou de relaxation musculaire. Elle s'engage également à se déconnecter de son téléphone et de ses emails professionnels en dehors des heures de travail pour créer des moments de repos et de récupération.

Au fil du temps, Sarah remarque que sa capacité à faire face au stress s'améliore. Elle se sent plus calme, plus équilibrée et moins enclin à ressentir des fluctuations de glucose dans son corps. De plus, elle constate une réduction des symptômes d'inflammation tels que les douleurs articulaires et les maux de tête.

Cet exemple met en évidence l'importance de la gestion du stress dans la régulation du glucose et de l'inflammation. En intégrant des pratiques de relaxation et de gestion du stress dans sa vie quotidienne, Sarah a pu améliorer son équilibre glycémique et réduire l'inflammation dans son corps, ce qui lui permet de se sentir mieux et de préserver sa santé à long terme.

En combinant une activité physique régulière, un sommeil de qualité et des stratégies efficaces de gestion du stress, vous serez en mesure de maintenir un équilibre glycémique sain et de réduire l'inflammation de manière significative. Ces trois piliers essentiels de notre bien-être sont complémentaires et interconnectés, et leur importance dans la régulation du glucose et de l'inflammation ne peut être sous-estimée.

Restez avec nous pour découvrir des conseils pratiques, des recommandations spécifiques et des études scientifiques approfondies qui vous aideront à intégrer ces aspects importants dans votre mode de vie. Ensemble, nous construirons une approche holistique et équilibrée pour maintenir le duo glucose et inflammation sous contrôle et favoriser votre bien-être à long terme.

Chapitre 7 : Les approches complémentaires pour un bien-être optimal

Dans ce dernier chapitre, nous explorerons les approches complémentaires qui peuvent apporter un soutien supplémentaire à la régulation du glucose et de l'inflammation. Nous nous pencherons sur les thérapies alternatives et les compléments alimentaires qui ont démontré des bénéfices potentiels dans ce domaine.

Tout d'abord, nous aborderons les thérapies alternatives telles que l'acupuncture, l'homéopathie, l'aromathérapie et la phytothérapie. Vous découvrirez comment ces approches peuvent influencer les processus métaboliques, réguler l'inflammation et favoriser un équilibre glycémique optimal. Nous discuterons des principes sous-jacents de chaque thérapie, de leurs bienfaits potentiels et des précautions à prendre lors de leur utilisation.

Ensuite, nous examinerons les compléments alimentaires qui ont été étudiés pour leur impact sur le glucose et l'inflammation. Vous découvrirez des nutriments spécifiques tels que les acides gras oméga-3, les polyphénols, les antioxydants et les vitamines qui peuvent jouer un rôle dans la régulation du glucose et la modulation de l'inflammation. Nous discuterons des sources alimentaires de ces nutriments, des suppléments disponibles sur le marché et des recommandations quant à leur utilisation.

Nous aborderons également les aspects de la sécurité, de la qualité et de la réglementation liés aux compléments alimentaires, afin que vous puissiez prendre des décisions éclairées en matière de choix et d'utilisation de ces produits.

Enfin, nous soulignerons l'importance de consulter un professionnel de santé qualifié avant de commencer tout traitement complémentaire ou de prendre des compléments alimentaires. Chaque individu est unique, et il est essentiel de prendre en compte les facteurs individuels, les éventuelles interactions médicamenteuses et les conditions médicales préexistantes.

En explorant ces approches complémentaires, vous aurez une vision plus complète des options disponibles pour soutenir la régulation du glucose et de l'inflammation. Cependant, il est important de garder à l'esprit que ces approches doivent être utilisées de manière responsable et en complément d'une alimentation équilibrée, de l'exercice physique régulier, d'un sommeil adéquat, de la gestion du stress et de la prise en charge médicale appropriée.

Restez avec nous pour découvrir des informations détaillées sur les thérapies alternatives et les compléments alimentaires, ainsi que des conseils sur leur utilisation sécuritaire et efficace. Ensemble, nous explorerons les approches complémentaires pour un bien-être optimal, en intégrant ces options dans une approche globale et personnalisée pour maintenir le duo glucose et inflammation équilibré et favoriser votre bien-être à long terme.

- Les thérapies alternatives et les compléments alimentaires qui peuvent soutenir la régulation du glucose et de l'inflammation.

Comme mentionné un peu plus haut dans ce livre, certains compléments alimentaires peuvent jouer un rôle dans la régulation du glucose et de l'inflammation. Bien qu'il soit important de consulter un professionnel de la santé avant de commencer tout nouveau traitement, voici quelques exemples pertinents et accessibles :

1. Curcuma : Le curcuma est une épice aux propriétés anti-inflammatoires bien connues. Son principal composé actif, la curcumine, peut aider à réduire l'inflammation et à améliorer la sensibilité à l'insuline. Il peut être consommé sous forme de poudre ajoutée aux plats, ou comme complément alimentaire.

2. Oméga-3 : Les acides gras oméga-3, présents dans les poissons gras tels que le saumon, les sardines et les maquereaux, ont des effets anti-inflammatoires. Ils peuvent aider à réduire l'inflammation systémique dans le corps. Si vous ne consommez pas régulièrement des poissons gras, les suppléments d'huile de poisson peuvent être une option.

3. Probiotiques : Les probiotiques sont des micro-organismes bénéfiques pour la santé intestinale. Des études suggèrent qu'une dysbiose intestinale, c'est-à-dire un déséquilibre de la flore intestinale, peut être associée à l'inflammation et à la résistance à l'insuline. Les probiotiques peuvent contribuer à maintenir une flore intestinale saine, favorisant ainsi un bon équilibre glycémique et une réduction de l'inflammation. On peut les trouver sous forme de suppléments ou dans certains aliments fermentés, tels que le yaourt probiotique et la choucroute.

4. Cannelle : La cannelle est une épice qui peut aider à réguler la glycémie en améliorant la sensibilité à l'insuline. Elle peut être ajoutée aux boissons chaudes, aux céréales ou utilisée dans la préparation de divers plats.

5. Ginseng : Le ginseng est une plante traditionnelle utilisée en médecine alternative. Des études suggèrent que le ginseng peut aider à réduire la glycémie et l'inflammation. Il est disponible sous forme de complément alimentaire.

Il est essentiel de noter que les compléments alimentaires et les thérapies alternatives ne doivent pas remplacer une alimentation équilibrée, une activité physique régulière et les traitements médicaux appropriés. Il est recommandé de consulter un professionnel de la santé avant de commencer tout nouveau supplément ou traitement alternatif pour s'assurer de leur sécurité et de leur efficacité dans votre situation spécifique.

A l'ajout de compléments alimentaires, vous pouvez utiliser certaines thérapies alternatives qui peuvent être utilisées pour soutenir la régulation du glucose et de l'inflammation. Voici quelques exemples pertinents et accessibles :

1. Acupuncture : L'acupuncture est une pratique traditionnelle chinoise qui implique l'insertion d'aiguilles fines à des points spécifiques du corps. Des études suggèrent que l'acupuncture peut aider à améliorer la sensibilité à l'insuline et à réduire l'inflammation. Elle peut être utilisée en complément des traitements médicaux conventionnels pour favoriser l'équilibre glycémique et la réduction de l'inflammation.

2. Méditation : La méditation est une technique de relaxation qui implique de se concentrer sur le

moment présent et de calmer l'esprit. Des études ont montré que la méditation régulière peut réduire le stress, améliorer la sensibilité à l'insuline et réduire l'inflammation dans le corps. Elle peut être pratiquée individuellement ou avec l'aide d'applications mobiles ou de cours en ligne.

3. Yoga : Le yoga est une pratique physique et mentale qui combine des postures, des exercices de respiration et la méditation. Le yoga peut aider à réduire le stress, à améliorer la flexibilité, la force et la circulation sanguine. Certaines études suggèrent également que le yoga peut améliorer la régulation du glucose et réduire l'inflammation. Il existe de nombreuses vidéos en ligne et des cours disponibles pour les débutants.

4. Massage thérapeutique : Le massage thérapeutique peut aider à réduire le stress, à détendre les muscles et à améliorer la circulation sanguine. Des études ont montré que le massage peut également aider à réguler le glucose et à réduire l'inflammation. Il peut être bénéfique de consulter un massothérapeute qualifié pour bénéficier de séances de massage régulières.

5. Aromathérapie : L'aromathérapie utilise les huiles essentielles pour favoriser la détente, réduire le stress et l'inflammation. Certaines huiles essentielles, comme la lavande et l'encens, sont connues pour leurs propriétés anti-inflammatoires et relaxantes. Il est important de suivre les instructions d'utilisation appropriées et de consulter un spécialiste en aromathérapie pour obtenir des conseils personnalisés.

Il est important de souligner que les thérapies alternatives ne doivent pas remplacer les traitements médicaux recommandés. Il est préférable de consulter un professionnel de la santé avant d'entreprendre toute thérapie alternative pour s'assurer de leur compatibilité avec votre situation de santé et de leur sécurité.

En conclusion, les thérapies alternatives et les compléments alimentaires offrent des approches complémentaires pour soutenir la régulation du glucose et de l'inflammation dans le corps. Ces approches peuvent inclure des pratiques telles que l'acupuncture, la méditation, le yoga, le massage thérapeutique, l'aromathérapie, ainsi que l'utilisation de certains compléments alimentaires.

Ces méthodes alternatives ont montré des effets bénéfiques dans la régulation de la glycémie et la réduction de l'inflammation, en aidant à restaurer l'équilibre dans le corps. Par exemple, des compléments alimentaires tels que l'huile de poisson riche en oméga-3, la curcumine, le resvératrol, la berbérine et le chrome ont été étudiés pour leurs propriétés anti-inflammatoires et régulatrices du glucose.

Cependant, il est important de souligner que l'utilisation de ces thérapies alternatives et compléments alimentaires doit être entreprise de manière avisée et en consultation avec un professionnel de la santé. Chaque individu est unique, et il est crucial de prendre en compte ses besoins spécifiques, son état de santé et les éventuelles interactions avec d'autres médicaments.

Il convient également de noter que ces approches alternatives ne doivent pas remplacer les recommandations médicales traditionnelles. Elles peuvent plutôt être utilisées en complément d'une alimentation équilibrée, de l'exercice physique régulier et d'autres mesures de gestion du stress et du sommeil pour soutenir une régulation saine du glucose et de l'inflammation.

En somme, les thérapies alternatives et les compléments alimentaires offrent des options intéressantes pour compléter une approche globale de santé. Cependant, il est primordial de rechercher des informations fiables, de consulter un professionnel de la santé compétent et de prendre des décisions éclairées pour tirer pleinement parti de ces méthodes et en maximiser les bénéfices potentiels tout en veillant à la sécurité et à l'efficacité des traitements utilisés.

- **Des méthodes de relaxation et de gestion du stress pour favoriser un état d'équilibre.**

Nous allons maintenant plonger dans les différentes méthodes de relaxation et de gestion du stress qui peuvent jouer un rôle clé dans la régulation du glucose et de l'inflammation. Comprendre ces approches et leur impact sur notre bien-être global est essentiel pour maintenir un équilibre optimal.

Tout d'abord, nous explorerons en détail les techniques de relaxation, telles que la respiration profonde, la méditation, la pleine conscience et la relaxation musculaire progressive. Chacune de ces méthodes propose une approche unique pour apaiser l'esprit, calmer le système nerveux et favoriser la détente profonde. Vous découvrirez les principes sous-jacents de chaque technique, ainsi que des instructions pratiques pour les mettre en œuvre dans votre vie quotidienne.

La respiration profonde est une technique simple mais puissante qui peut être utilisée n'importe où, à tout moment, pour réduire immédiatement le stress. En se concentrant sur la respiration lente et profonde, vous stimulez le système nerveux parasympathique, responsable de la relaxation et de la régulation des réponses inflammatoires. Nous vous guiderons à travers des exercices de respiration spécifiques pour vous aider à intégrer cette pratique dans votre routine quotidienne.

La méditation et la pleine conscience vous permettent d'observer vos pensées, vos émotions et vos sensations corporelles sans jugement. En cultivant une attention consciente, vous pouvez développer une plus grande clarté mentale, réduire le stress et réduire les réponses inflammatoires dans votre corps. Nous vous expliquerons les différentes approches de méditation et de pleine conscience, et vous fournirons des conseils pour les appliquer dans votre vie de tous les jours.

Voici quelques approches de méditation et de pleine conscience que vous pouvez explorer :

1. Méditation assise : La méditation assise est une pratique de base qui consiste à s'asseoir confortablement, à fermer les yeux et à porter son attention sur la respiration. Vous pouvez simplement observer le flux naturel de votre respiration, en ramenant doucement votre attention sur celle-ci chaque fois que votre esprit s'évade. Cela permet de développer la concentration et de calmer l'agitation mentale.

2. Méditation en mouvement : Certaines formes de méditation intègrent des mouvements physiques pour favoriser la conscience corporelle et la détente. Par exemple, la méditation en marchant consiste à porter une attention consciente sur chaque pas et chaque sensation ressentie dans le corps pendant la marche. Cela peut être pratiqué à l'intérieur ou à l'extérieur, en prenant le temps de ressentir chaque pas et d'être pleinement présent dans le moment présent.

3. Méditation guidée : La méditation guidée est une pratique où vous suivez les instructions d'un guide ou d'un enregistrement audio pour vous aider à vous détendre et à vous concentrer. Cela peut être particulièrement utile pour les débutants qui ont du mal à calmer leur esprit. Il existe de nombreuses ressources en ligne, telles que des applications et des

enregistrements gratuits, qui proposent des séances de méditation guidée adaptées à différents besoins et objectifs.

4. Application de la pleine conscience dans la vie quotidienne : La pleine conscience ne se limite pas à la méditation formelle, mais peut être appliquée à tous les aspects de la vie quotidienne. Par exemple, vous pouvez pratiquer la pleine conscience en mangeant en portant une attention consciente à chaque bouchée, en observant les saveurs, les textures et les sensations dans votre corps. Cela vous permet d'être pleinement présent et de savourer votre repas de manière consciente.

Un exemple concret d'application de la pleine conscience dans la vie quotidienne est de pratiquer la respiration consciente pendant un moment de stress ou de tension. Lorsque vous vous sentez submergé par le stress, prenez quelques instants pour vous arrêter, fermez les yeux et portez votre attention sur votre respiration. Observez le flux d'air qui entre et sort de votre corps, ressentez les sensations de l'inspiration et de l'expiration. En vous connectant à votre souffle, vous pouvez apaiser votre esprit, vous recentrer et réduire les réponses inflammatoires qui peuvent être déclenchées par le stress.

En pratiquant régulièrement la méditation et la pleine conscience, vous pouvez développer une plus grande clarté mentale, une meilleure gestion du stress et une réduction de l'inflammation dans votre corps. N'hésitez pas à explorer différentes approches et à trouver celle qui résonne le plus avec vous.

La relaxation musculaire progressive implique une alternance de tension et de relâchement musculaire pour induire un état profond de détente. Cette méthode aide à relâcher les tensions accumulées dans le corps, à calmer l'esprit et à réduire les réponses inflammatoires. Nous vous guiderons à travers des exercices de relaxation musculaire progressive pour que vous puissiez expérimenter les bienfaits de cette technique.

La relaxation musculaire progressive est une technique qui permet d'induire un état profond de détente en alternant la tension et le relâchement musculaire. Cette méthode a été développée par le médecin Edmund Jacobson dans les années 1920 et est largement utilisée aujourd'hui pour réduire le stress, apaiser l'anxiété et favoriser le bien-être général.

Pour pratiquer la relaxation musculaire progressive, vous pouvez suivre les étapes suivantes :

1. Choisissez un endroit calme et confortable où vous ne serez pas dérangé. Asseyez-vous ou allongez-vous dans une position détendue.

2. Commencez par prendre quelques respirations profondes pour vous détendre et vous concentrer sur l'instant présent.

3. Choisissez un groupe musculaire, par exemple les muscles du visage, et serrez-les pendant quelques secondes, en contractant les muscles aussi forts que possible sans vous faire mal.

4. Relâchez ensuite complètement les muscles du visage et ressentez la sensation de relâchement et de détente.

5. Poursuivez en choisissant un autre groupe musculaire, comme les épaules. Contractez-les pendant quelques secondes, puis relâchez-les complètement.

6. Continuez ainsi en passant à différents groupes musculaires, tels que les bras, le ventre, les jambes, etc., en contractant et en relâchant chaque groupe musculaire successivement.

7. Pendant que vous pratiquez la relaxation musculaire progressive, concentrez-vous sur les sensations de

détente et de relâchement que vous ressentez dans votre corps. Essayez de vous connecter à ces sensations agréables.

8. Répétez ce processus pour chaque groupe musculaire, en prenant votre temps et en vous concentrant sur chaque sensation de relaxation.

Un exemple d'application de la relaxation musculaire progressive est de l'incorporer dans votre routine quotidienne avant de vous coucher. Avant d'aller au lit, allongez-vous confortablement et pratiquez la relaxation musculaire progressive en commençant par les muscles du visage, puis en progressant vers les autres parties du corps. En vous concentrant sur la relaxation de vos muscles, vous pouvez libérer les tensions accumulées dans la journée et préparer votre corps et votre esprit à un sommeil réparateur.

La relaxation musculaire progressive aide à relâcher les tensions musculaires, à calmer l'esprit et à réduire les réponses inflammatoires. En pratiquant régulièrement cette technique, vous pouvez améliorer votre gestion du stress, favoriser un état de relaxation profonde et contribuer à réduire l'inflammation dans votre corps.

Il est important de noter que chacun peut adapter la méthode à sa convenance et que la pratique régulière et la patience sont essentielles pour en tirer pleinement les bienfaits. N'hésitez pas à explorer cette technique et à l'intégrer à votre routine de gestion du stress et de relaxation.

Ensuite, nous explorerons les approches de gestion du stress qui peuvent soutenir la régulation du glucose et de l'inflammation. L'activité physique régulière est un moyen efficace de réduire le stress et d'améliorer la sensibilité à l'insuline, favorisant ainsi un équilibre glycémique sain. Nous discuterons des différents types d'exercices et de leur impact sur l'inflammation et la régulation du glucose.

L'activité physique régulière est un outil puissant pour réduire le stress et favoriser un équilibre glycémique sain. Lorsque nous faisons de l'exercice, notre corps libère des endorphines, également connues sous le nom d'hormones du bonheur, qui améliorent notre humeur et réduisent le stress. De plus, l'activité physique régulière contribue à améliorer la sensibilité à l'insuline, favorisant ainsi une meilleure régulation du glucose dans le corps.

Il existe de nombreux types d'exercices qui peuvent être bénéfiques pour la régulation du glucose et la réduction de l'inflammation. Par exemple, l'entraînement cardiovasculaire, tel que la marche, la course, la natation ou le cyclisme, stimule la circulation sanguine et l'apport en oxygène, ce qui peut aider à maintenir un équilibre glycémique sain et à réduire l'inflammation.

Les exercices de résistance, comme l'haltérophilie ou l'utilisation de poids, peuvent également être bénéfiques. Ils aident à renforcer les muscles et à améliorer la sensibilité à l'insuline, favorisant ainsi une meilleure absorption du glucose par les cellules.

L'intégration de l'activité physique dans votre vie quotidienne peut se faire de différentes manières. Vous pouvez commencer par des activités simples, telles que la marche rapide pendant 30 minutes par jour ou la pratique d'un sport que vous aimez. L'essentiel est de choisir une activité qui vous plaît et que vous pouvez maintenir sur le long terme.

Un exemple concret d'application serait d'intégrer une séance d'exercice physique dans votre routine matinale. Par exemple, vous pourriez vous réveiller un peu plus tôt et consacrer 30 minutes à une séance d'entraînement à domicile ou à une séance de yoga. Cela vous permettrait de commencer votre journée en réduisant le stress, en améliorant votre humeur et en favorisant une meilleure régulation du glucose dans votre corps.

Il est important de noter que, avant de commencer tout programme d'exercice, il est conseillé de consulter votre médecin, surtout si vous avez des problèmes de santé préexistants. Votre médecin pourra vous guider et vous conseiller sur les types d'exercices adaptés à votre condition.

En conclusion, l'activité physique régulière est un moyen efficace de réduire le stress, d'améliorer la sensibilité à l'insuline et de favoriser un équilibre glycémique sain. En explorant différents types d'exercices et en les intégrant dans votre routine quotidienne, vous pouvez contribuer à réduire l'inflammation et à maintenir un niveau de glucose équilibré dans votre corps.

Le sommeil de qualité est un autre élément crucial pour la régulation du glucose et de l'inflammation. Un sommeil insuffisant ou de mauvaise qualité peut entraîner une résistance à l'insuline et une augmentation des marqueurs inflammatoires. Nous vous donnerons des conseils pratiques pour améliorer votre sommeil et favoriser un équilibre glycémique et inflammatoire optimal.

Le sommeil de qualité joue un rôle essentiel dans la régulation du glucose et de l'inflammation dans notre corps. Lorsque nous dormons, notre corps effectue de nombreux processus de réparation et de régulation, y compris la régulation du métabolisme du glucose et la réduction de l'inflammation. Un sommeil insuffisant ou de mauvaise qualité peut perturber ces processus et entraîner une résistance à l'insuline ainsi qu'une augmentation des marqueurs inflammatoires.

Pour améliorer votre sommeil et favoriser un équilibre glycémique et inflammatoire optimal, voici quelques conseils pratiques que vous pouvez mettre en application :

1. Établir une routine de sommeil régulière : Essayez de vous coucher et de vous lever à des horaires fixes tous les jours, y compris les week-ends. Cela permettra à

votre corps de réguler son rythme circadien, favorisant un sommeil de meilleure qualité.

2. Créer un environnement propice au sommeil : Assurez-vous que votre chambre est sombre, calme et bien ventilée. Utilisez des rideaux occultants, des bouchons d'oreilles ou des masques de sommeil si nécessaire. Optez pour un matelas et des oreillers confortables qui soutiennent votre corps pendant la nuit.

3. Limiter les stimuli avant le coucher : Évitez les écrans tels que les téléphones, les tablettes et les ordinateurs au moins une heure avant de vous coucher. La lumière bleue émise par ces appareils peut perturber votre rythme circadien et rendre plus difficile l'endormissement. Optez plutôt pour des activités relaxantes, comme la lecture d'un livre ou la pratique de la méditation.

Lorsque nous exposons nos yeux à la lumière bleue des écrans avant le coucher, cela envoie des signaux contradictoires à notre cerveau. Au lieu de se préparer à se détendre et à s'endormir, notre cerveau est stimulé, ce qui retarde l'endormissement et perturbe la qualité de notre sommeil. En conséquence, cela peut avoir un impact négatif sur notre équilibre glycémique et inflammatoire.

Une approche recommandée est de limiter l'utilisation des écrans au moins une heure avant d'aller dormir. Cela permet à notre cerveau de se détendre et de se préparer à un sommeil réparateur. Au lieu de cela, il est préférable d'opter pour des activités relaxantes qui favorisent la relaxation et la préparation au sommeil, comme la lecture d'un livre, l'écoute de musique apaisante, la pratique de la méditation ou des exercices de respiration.

La lecture d'un livre, par exemple, peut être une excellente alternative aux écrans. Non seulement cela vous permet de vous détendre, mais cela peut également stimuler votre imagination et favoriser un état de calme mental propice au sommeil. La méditation et les exercices de respiration sont également efficaces pour apaiser l'esprit et réduire le stress, ce qui peut avoir un impact positif sur la régulation du glucose et de l'inflammation.

Limiter les stimuli tels que les écrans avant le coucher est une pratique importante pour favoriser un sommeil de qualité et soutenir l'équilibre glycémique et inflammatoire. En optant pour des activités relaxantes et en évitant l'exposition à la lumière bleue des écrans, nous permettons à notre corps et à notre esprit de se détendre, facilitant ainsi l'endormissement et améliorant la qualité de notre sommeil. En intégrant ces pratiques dans notre routine du soir, nous pouvons favoriser un état d'équilibre propice à notre bien-être global.

4. Adopter des techniques de relaxation : Avant de vous coucher, pratiquez des techniques de relaxation telles que la respiration profonde, la méditation ou le yoga. Ces méthodes peuvent aider à réduire le stress et à préparer votre corps et votre esprit à un sommeil réparateur.

5. Éviter les stimulants : Réduisez votre consommation de caféine et d'alcool, surtout en fin de journée. Ces substances peuvent perturber votre sommeil et affecter la régulation du glucose et de l'inflammation. Réduire la consommation de stimulants tels que la caféine et l'alcool peut avoir un impact significatif sur la régulation du glucose et de l'inflammation dans notre corps. Ces substances peuvent perturber notre sommeil, ce qui a un effet néfaste sur notre équilibre glycémique et inflammatoire.

La caféine, présente dans le café, le thé, les boissons énergisantes et certains sodas, est un stimulant couramment utilisé pour lutter contre la fatigue et améliorer la vigilance. Cependant, une consommation excessive de caféine, surtout en fin de journée, peut perturber notre sommeil en retardant l'endormissement et en réduisant la qualité du sommeil. Un sommeil insuffisant ou de mauvaise qualité a été associé à une augmentation de la résistance à l'insuline et des marqueurs inflammatoires dans notre organisme.

De même, l'alcool peut également affecter la régulation du glucose et de l'inflammation. Lorsque nous consommons de l'alcool, notre corps se concentre sur le processus de métabolisation de l'alcool plutôt que sur la régulation du glucose. Cela peut entraîner une élévation transitoire de la glycémie, suivie d'une chute rapide. De plus, l'alcool peut perturber notre sommeil en provoquant des interruptions et une mauvaise qualité de sommeil. Ces perturbations du sommeil peuvent contribuer à une résistance à l'insuline et à une inflammation accrue.

Pour favoriser une régulation optimale du glucose et de l'inflammation, il est recommandé de limiter la consommation de caféine et d'alcool, en particulier en fin de journée. Opter pour des alternatives plus saines comme les tisanes sans caféine ou l'eau peut favoriser un sommeil de qualité et maintenir l'équilibre glycémique et inflammatoire. Il est également important de prendre en compte la sensibilité individuelle à la caféine et à l'alcool, car certaines personnes peuvent être plus affectées que d'autres.

En réduisant notre consommation de caféine et d'alcool, surtout en fin de journée, nous pouvons contribuer à une meilleure régulation du glucose et de l'inflammation. Cela peut avoir des effets bénéfiques sur notre santé générale et notre bien-être. Il est essentiel de trouver un équilibre qui fonctionne pour chacun d'entre nous en termes de consommation de stimulants, en gardant à l'esprit que des choix plus sains peuvent soutenir notre santé métabolique et inflammatoire à long terme.

6. Faire de l'exercice régulièrement : L'activité physique régulière peut favoriser un sommeil de meilleure qualité. Cependant, essayez d'éviter de faire de l'exercice intense trop près de l'heure du coucher, car cela peut avoir un effet stimulant sur votre corps.

Faire de l'exercice régulièrement est un excellent moyen de favoriser un sommeil de meilleure qualité et de soutenir l'équilibre glycémique et inflammatoire. L'activité physique régulière aide à réduire le stress, à augmenter la production d'endorphines et à favoriser une sensation générale de bien-être, ce qui peut contribuer à un sommeil plus profond et réparateur.

Cependant, il est important de noter qu'il est préférable d'éviter de faire de l'exercice intense trop près de l'heure du coucher. L'exercice intense stimule le corps et augmente la température corporelle, ce qui peut rendre plus difficile l'endormissement. Le corps a besoin d'un certain temps pour se refroidir et se détendre après l'exercice avant de pouvoir entrer dans un état propice au sommeil.

Il est recommandé de terminer votre séance d'exercice au moins 2 à 3 heures avant l'heure du coucher. Cela permet à votre corps de revenir à une température normale et à un état de relaxation avant de vous coucher. Cependant, cela ne signifie pas que vous devez éviter toute activité physique en soirée. Des activités plus douces et relaxantes comme le yoga, la marche ou l'étirement peuvent être bénéfiques pour favoriser un état de détente et préparer votre corps et votre esprit au sommeil.

Un exemple concret d'application pourrait être de planifier votre séance d'exercice en fin d'après-midi ou en début de soirée, en veillant à respecter une période de refroidissement et de relaxation après l'activité. Vous pouvez également choisir des activités qui favorisent la relaxation, comme une séance de yoga ou une promenade tranquille dans la nature. Ces formes d'exercice douces peuvent vous aider à vous détendre, à libérer les tensions accumulées et à préparer votre corps à un sommeil réparateur.

Faire de l'exercice régulièrement est bénéfique pour la qualité du sommeil et la régulation du glucose et de l'inflammation. Cependant, il est important d'éviter l'exercice intense trop près de l'heure du coucher, car cela peut avoir un effet stimulant sur votre corps. Privilégiez plutôt des activités relaxantes et douces en soirée pour favoriser la détente et préparer votre corps au repos. En intégrant ces pratiques dans votre routine, vous pouvez soutenir votre bien-être global et favoriser un sommeil de meilleure qualité.

Un exemple d'application pratique pourrait être le suivant : avant d'aller vous coucher, prenez quelques instants pour pratiquer la respiration profonde. Asseyez-vous confortablement, fermez les yeux et inspirez profondément par le nez en comptant jusqu'à 4, puis expirez lentement par la bouche en comptant jusqu'à 6. Répétez cet exercice pendant quelques minutes, en vous concentrant sur votre respiration et en laissant vos pensées se dissiper. Cela vous aidera à vous détendre, à calmer votre esprit et à favoriser un sommeil de meilleure qualité.

En adoptant de bonnes pratiques de sommeil, vous pouvez favoriser un sommeil de qualité et contribuer à maintenir un équilibre glycémique et inflammatoire optimal. Un sommeil suffisant et réparateur soutient la régulation du glucose, réduit la résistance à l'insuline et limite les réponses inflammatoires dans votre corps. En suivant les conseils pratiques mentionnés précédemment, vous pouvez améliorer votre sommeil, favoriser votre santé globale et renforcer votre bien-être général. N'oubliez pas que chaque individu est unique, et il peut être bénéfique d'expérimenter différentes approches pour trouver celles qui vous conviennent le mieux. En prenant soin de votre sommeil, vous vous donnez les meilleures chances de maintenir un équilibre harmonieux entre le glucose et l'inflammation, pour une santé optimale.

Lorsque nous nous engageons dans des activités que nous aimons, nous activons le système de récompense du cerveau, ce qui peut réduire le stress et l'inflammation. Il est essentiel de trouver du temps pour des loisirs, des passe-temps et des activités qui nous procurent du plaisir, car cela favorise un état d'équilibre émotionnel et physiologique.

En conclusion, ce chapitre explore les méthodes de relaxation et de gestion du stress qui peuvent contribuer à maintenir un équilibre glycémique sain et à réduire l'inflammation dans le corps. En adoptant ces pratiques dans notre vie quotidienne, nous pouvons améliorer notre bien-être global et favoriser une santé optimale. Restez avec nous pour découvrir le dernier chapitre, où nous aborderons des stratégies de maintien à long terme de ces pratiques bénéfiques et leur intégration dans notre style de vie.

Conclusion

- **Récapitulation des principaux points abordés dans le livre.**

Dans ce livre, nous avons exploré le lien entre le glucose et l'inflammation, et son influence sur notre bien-être. Nous avons découvert que le glucose, en tant que carburant essentiel pour notre corps, peut également jouer un rôle dans l'inflammation, tant aiguë que chronique. En comprenant cette relation complexe, nous sommes mieux équipés pour prendre des décisions éclairées concernant notre santé et notre style de vie.

Nous avons exploré les bases du glucose et de l'inflammation, en comprenant comment le glucose est utilisé comme source d'énergie dans notre corps et son impact sur les processus métaboliques. Nous avons également examiné l'inflammation sous différents angles, en comprenant ses mécanismes, ses conséquences néfastes lorsqu'elle devient chronique, et les facteurs qui y contribuent, y compris le rôle du glucose.

Nous avons ensuite exploré l'impact de l'alimentation sur le niveau de glucose et l'inflammation, en mettant en évidence les choix alimentaires favorables à un équilibre glycémique sain et à la réduction de l'inflammation. Nous avons également abordé l'importance de l'exercice physique, du sommeil et de la gestion du stress dans la régulation du glucose et de l'inflammation.

Dans notre quête d'un bien-être optimal, nous avons examiné les approches complémentaires, telles que les thérapies alternatives et les compléments alimentaires, qui peuvent soutenir la régulation du glucose et de l'inflammation. Nous avons également mis en évidence l'importance des méthodes de relaxation et de gestion du stress pour favoriser un état d'équilibre émotionnel et physiologique.

En récapitulant ces points clés, il est essentiel de reconnaître que maintenir un équilibre glycémique sain et réduire l'inflammation demande un engagement continu envers une alimentation équilibrée, des choix de vie sains et des pratiques de gestion du stress. Lorsque nous prenons soin de notre corps et de notre esprit, nous créons les conditions idéales pour un bien-être optimal.

Ce livre aspire à vous fournir les connaissances et les outils nécessaires pour comprendre et gérer l'impact du glucose et de l'inflammation sur votre bien-être. En intégrant ces enseignements dans votre vie quotidienne, vous pouvez améliorer votre santé, votre vitalité et votre qualité de vie. N'oubliez pas que chaque petit pas compte, et que vous êtes le pilote de votre propre bien-être.

- **Mettre en avant l'importance de la compréhension du duo glucose et inflammation pour améliorer le bien-être global.**

En conclusion, la compréhension du duo glucose et inflammation est essentielle pour améliorer notre bien-être global. En explorant les liens entre ces deux éléments clés de notre santé, nous avons acquis une perspective plus éclairée sur les mécanismes qui régissent notre corps et notre esprit.

Nous avons appris que le glucose, en tant que source d'énergie vitale, peut avoir un impact significatif sur notre niveau d'inflammation, qui à son tour affecte notre santé et notre bien-être général. En comprenant ces relations complexes, nous sommes en mesure de prendre des décisions plus éclairées concernant notre alimentation, notre mode de vie et nos choix quotidiens.

En adoptant une approche holistique, qui intègre une alimentation équilibrée, une activité physique régulière, une gestion efficace du stress et un sommeil réparateur, nous pouvons soutenir notre équilibre glycémique et réduire l'inflammation chronique. Cela peut entraîner une amélioration significative de notre santé, de notre vitalité et de notre bien-être émotionnel.

Il est important de souligner que la compréhension du duo glucose et inflammation ne se limite pas à une simple connaissance théorique, mais demande une action concrète et un engagement constant envers de saines habitudes de vie. Cela inclut des choix alimentaires judicieux, la pratique régulière d'exercices physiques adaptés à nos besoins, la gestion efficace du stress et l'adoption de techniques de relaxation.

En mettant en avant l'importance de la compréhension du duo glucose et inflammation, nous nous donnons les moyens de prendre soin de notre bien-être global. En intégrant ces connaissances dans notre quotidien, nous sommes en mesure de cultiver une santé optimale, d'optimiser notre énergie et notre vitalité, et de vivre une vie épanouissante.

Je vous remercie d'avoir suivi ce voyage à travers le monde du glucose et de l'inflammation. J'espère sincèrement que ce livre vous a apporté des informations précieuses et des outils pratiques pour améliorer votre bien-être. Souvenez-vous toujours que vous avez le pouvoir de créer un équilibre sain et d'atteindre une santé optimale. Que votre voyage vers une vie épanouissante continue avec force et détermination.

Au plaisir de vous retrouver dans de futures explorations vers le bien-être et la santé holistique.

Notes finales

- **Ressources supplémentaires et références recommandées pour approfondir le sujet.**

En plus du contenu présenté dans ce livre, je souhaite vous offrir des ressources supplémentaires et des références recommandées pour approfondir le sujet du glucose et de l'inflammation. Ces ressources vous permettront d'explorer davantage les aspects scientifiques, les conseils pratiques et les approches complémentaires pour soutenir votre cheminement vers un bien-être optimal.

Livres recommandés :

"The Inflammation Spectrum" de Dr. Will Cole

"The Blood Sugar Solution" de Dr. Mark Hyman

"The Anti-Inflammatory Diet & Action Plans" de Dorothy Calimeris et Sondi Bruner

"The Mind-Gut Connection" de Dr. Emeran Mayer

Articles scientifiques :

Hotamisligil GS. Inflammation and metabolic disorders. Nature. 2006;444(7121):860-867.

Shoelson SE, Lee J, Goldfine AB. Inflammation and insulin resistance. J Clin Invest. 2006;116(7):1793-1801.

Wellen KE, Hotamisligil GS. Inflammation, stress, and diabetes. J Clin Invest. 2005;115(5):1111-1119.

Sites web :

American Diabetes Association (www.diabetes.org)

National Institute of Diabetes and Digestive and Kidney Diseases (www.niddk.nih.gov)

Academy of Nutrition and Dietetics (www.eatright.org)

Experts et conférenciers :

Dr. David Perlmutter, neurologue et expert en santé cérébrale et inflammatoire.

Dr. Valter Longo, chercheur spécialisé dans la nutrition, le jeûne et la longévité.

Dr. Rhonda Patrick, scientifique spécialisée dans la santé, la nutrition et la génétique.

En français, voici quelques recommandations de lecture qui abordent le sujet du glucose et de l'inflammation :

1. "Le régime cétogène pour votre cerveau : Alzheimer, Parkinson, migraine, épilepsie..." par Dr. Perlmutter et

Dr. Lobera : Ce livre explore les liens entre le régime cétogène, le glucose et l'inflammation, en mettant l'accent sur les bienfaits pour la santé cérébrale.

2. "Inflammation : le guide alimentaire anti-inflammatoire" par Amanda Chantal Bacon : Ce livre propose des conseils pratiques sur l'alimentation anti-inflammatoire pour réduire les niveaux d'inflammation dans le corps, y compris la gestion du glucose.

3. "Sucre : vérités et conséquences" par Dr. Robert Lustig : Dans cet ouvrage, l'auteur examine les effets du sucre sur la santé, y compris son impact sur l'inflammation et les déséquilibres glycémiques.

4. "Réduire l'inflammation par l'alimentation : Comment retrouver son poids de forme, santé et vitalité" par Dr. Richard Beliveau : Ce livre présente des conseils alimentaires pour réduire l'inflammation, notamment en régulant le niveau de glucose.

5. "Anti-inflammation : les recettes qui vous veulent du bien" par Jacqueline Lagacé : Cette ressource culinaire propose des recettes saines et anti-inflammatoires, en mettant l'accent sur les choix alimentaires favorables à la régulation du glucose.

Ces livres vous fourniront des informations supplémentaires sur le sujet du glucose et de l'inflammation, ainsi que des conseils pratiques pour une alimentation équilibrée et une meilleure santé globale.

N'oubliez pas de consulter votre professionnel de santé avant d'apporter des changements significatifs à votre régime alimentaire, à votre activité physique ou à votre mode de vie. Ils pourront vous fournir des conseils personnalisés en fonction de votre état de santé et de vos besoins spécifiques.

Je vous encourage à explorer ces ressources supplémentaires et à continuer votre voyage vers une meilleure compréhension du glucose et de l'inflammation. Votre engagement envers votre bien-être et votre santé est un pas important vers une vie équilibrée et épanouissante.

Que ces références vous guident dans votre quête d'une meilleure santé et vous apportent les connaissances nécessaires pour prendre des décisions éclairées. Je vous souhaite le meilleur dans votre cheminement vers un bien-être optimal.

Glucose et Inflammation : Le duo Puissant qui influence votre bien être

www.ingramcontent.com/pod-product-compliance
Lightning Source LLC
Chambersburg PA
CBHW072336270726
48659CB00022B/1651